Денис Краснов
Владимир Краснов

Комбинированное лечение больных туберкулезом легких

AF167400

Денис Краснов
Владимир Краснов

Комбинированное лечение больных туберкулезом легких

хирургия туберкулеза легких

LAP LAMBERT Academic Publishing

Impressum / Выходные данные

Bibliografische Information der Deutschen Nationalbibliothek: Die Deutsche Nationalbibliothek verzeichnet diese Publikation in der Deutschen Nationalbibliografie; detaillierte bibliografische Daten sind im Internet über http://dnb.d-nb.de abrufbar.

Alle in diesem Buch genannten Marken und Produktnamen unterliegen warenzeichen-, marken- oder patentrechtlichem Schutz bzw. sind Warenzeichen oder eingetragene Warenzeichen der jeweiligen Inhaber. Die Wiedergabe von Marken, Produktnamen, Gebrauchsnamen, Handelsnamen, Warenbezeichnungen u.s.w. in diesem Werk berechtigt auch ohne besondere Kennzeichnung nicht zu der Annahme, dass solche Namen im Sinne der Warenzeichen- und Markenschutzgesetzgebung als frei zu betrachten wären und daher von jedermann benutzt werden dürften.

Библиографическая информация, изданная Немецкой Национальной Библиотекой. Немецкая Национальная Библиотека включает данную публикацию в Немецкий Книжный Каталог; с подробными библиографическими данными можно ознакомиться в Интернете по адресу http://dnb.d-nb.de.

Любые названия марок и брендов, упомянутые в этой книге, принадлежат торговой марке, бренду или запатентованы и являются брендами соответствующих правообладателей. Использование названий брендов, названий товаров, торговых марок, описаний товаров, общих имён, и т.д. даже без точного упоминания в этой работе не является основанием того, что данные названия можно считать незарегистрированными под каким-либо брендом и не защищены законом о брендах и их можно использовать всем без ограничений.

Coverbild / Изображение на обложке предоставлено: www.ingimage.com

Verlag / Издатель:
LAP LAMBERT Academic Publishing
ist ein Imprint der / является торговой маркой
OmniScriptum GmbH & Co. KG
Heinrich-Böcking-Str. 6-8, 66121 Saarbrücken, Deutschland / Германия
Email / электронная почта: info@lap-publishing.com

Herstellung: siehe letzte Seite /
Напечатано: см. последнюю страницу
ISBN: 978-3-659-53715-8

Zugl. / Утверд.: Барнаул, Медицинский университет, дисс., 2011

Оглавление

1

Эпидемическая ситуация по туберкулёзу лёгких в мире и в России

Туберкулез остается особо опасной инфекцией, широко распространенной в мире, несмотря на усилия разных стран и медицинских организаций, направленные на борьбу с туберкулезом легких [263].

По данным Всемирной организации здравоохранения (ВОЗ), во многих странах, независимо от уровня экономического развития, последние 20 лет сохраняется высокая заболеваемость и распространённость туберкулёза. В 2008 году в мире выявлено 9,4 миллиона новых случаев заболевания (140 на 100 тысяч населения), причем у 4,3 миллиона из них имело место бактериовыделение, определяемое при микроскопии мокроты (64 на 100 тысяч) [267]. В 2008 году от туберкулеза умерло 1,4 миллиона людей, не включая больных ВИЧ-инфекцией, что составило 21 на 100 тысяч, в России – 15 на 100 тысяч [266, 306].

Поскольку туберкулез в мире распределяется неравномерно, в 1999 году было введено понятие «глобальное бремя туберкулёза» (Global TB burden), которое «несет» человечество из-за распространения данного заболевания среди населения всего мира [270, 300]. Выделено 22 страны (в том числе Россия), которые дают 80 % новых случаев туберкулёза в мире [256]. Доля России в общем числе впервые выявленных больных туберкулёзом в этих странах в 2008 году была невелика – 2,0 % (из 7540 тысяч), а по отношению ко всем выявленным больным в мире – 1,6 % (из 9400 тысяч). Число заболевших в России составляет 35,3 % от всех заболевших в странах Европейского региона [266].

Среди всех новых случаев туберкулёза в мире доля впервые выявленных больных в России составляет 0,7 %, умерших от туберкулёза в России - это 1,2 % всех случаев смерти от туберкулёза в мире [234, 127, 306].

В России эпидемическую обстановку по туберкулёзу следует оценивать в настоящее время как весьма напряжённую [191, 3, 208, 150, 133, 31, 236, 180, 157]. С 1991 по 2008 год заболеваемость туберкулезом выросла в 2,5 раза. В 2009 году зарегистрировано более 110 тысяч новых случаев заболевания (82,6 на 100 тысяч населения), из них с бактериовыделением – более 45 тысяч человек. В 26 субъектах Российской Федерации зарегистрирована заболеваемость туберкулезом выше уровня 100 на 100 тысяч населения, что превышает среднее значение показателя заболеваемости в европейском регионе ВОЗ – 52,6 на 100 тысяч населения (в странах с высоким уровнем жизни, таких как Норвегия, Швеция и Финляндия, этот уровень, по данным 2005 года, составлял 5–6 случаев на 100 тысяч населения) [205]. Наибольшие значения заболеваемости отмечаются в ряде территорий Сибири и Дальнего Востока: Республика Тыва – 197,7 заболевших на 100 тысяч населения, Республика Бурятия – 152,4, Приморский край – 169,6, Кемеровская область – 127,4 случаев на 100 тысяч населения [152].

По прогнозам ряда зарубежных и отечественных авторов [262], заболеваемость туберкулезом в России при сохраняющейся ситуации с финансированием противотуберкулезных мероприятий будет продолжать расти и к 2015 году составит 250 случаев на 100000 населения. Однако, начиная с 2001 года, удалось добиться стабилизации эпидемиологической ситуации благодаря подпрограмме «Неотложные меры борьбы с туберкулезом в России» федеральной целевой программы «Предупреждение и борьба с заболеваниями социального характера», утвержденной постановлением правительства РФ № 790 от 13.11.2001 [175]. Данная программа продлена постановлением правительства РФ № 280 от 10.05.2007 на 2007-2011 годы.

Многие исследователи отмечают не только высокие уровни показателей заболеваемости, распространенности и смертности, но и увеличение удельного веса больных с остропрогрессирующими, генерализованными и полиорганными формами заболевания, накопление больных хроническими формами туберкулёза с бактериовыделением, характеризующимся МЛУ [220, 38, 206, 141, 132, 161, 208, 259, 223]. Пациенты с остропрогрессирующим деструктивным туберкулёзом лёгких составляют 35 % от общего числа впервые выявленных больных, что приобретает особое эпидемическое и клиническое значение в условиях поздней диагностики заболевания, высокой смертности и распространения МЛУ микобактерий [71, 88]. У большинства больных выявляются дисфункции иммунитета, прогрессирующие по мере развития специфических изменений [110]. Деструктивные формы туберкулёза лёгких являются ведущими в структуре смертности от этого заболевания [18].

В последние годы в целом по России статистически достоверно уменьшается доля деструктивных форм среди впервые выявленных больных туберкулезом легких – с 51,6 % в 2005 г. до 45,8 % в 2009 году [205]. Значительную долю деструктивных форм среди впервые выявленных больных туберкулезом легких принято связывать с поздним выявлением туберкулеза. Снижение уровня данного показателя может отражать не только успешное раннее выявление, но и низкую эффективность или ограниченное использование лучевых методов при обследовании больных.

Важным показателем, отражающим своевременность выявления, является доля фиброзно-кавернозного туберкулеза среди выявленных больных туберкулезом легких. После происходившего с конца 80-х до конца 90-х годов роста показателя, с 1999 года наблюдается в целом постепенное снижение удельного веса этой наиболее эпидемически опасной формы туберкулёза лёгких. В 2009 году доля этой формы среди впервые выявленных больных туберкулезом легких составила 2,0 % (2,4 % и 2,1 % соответственно в 2007 и 2008 гг.) [205]. Снижение доли фиброзно-кавернозного туберкулеза отражает повышение эффективности работы по выявлению заболевания.

Таким образом, отчетные данные за последние пять лет демонстрируют определенное улучшение эпидемической ситуации по туберкулезу в России. Это обусловлено тем, что несколько улучшилось финансирование противотуберкулёзных мероприятий, обеспечение лекарственными препаратами фтизиатрической службы, организаторская работа по оказанию противотуберкулёзной помощи населению. В то же время показатели заболеваемости и смертности остаются весьма высокими. На низком уровне продолжают оставаться показатели лечения больных туберкулёзом, несмотря на повышение эффективности лечения впервые выявленных больных с 2005 года. Предусмотренные государством гарантированные бесплатные сроки лечения больных туберкулёзом в стационаре 79 (90) дней не позволяют добиться высоких результатов лечения. Сокращение коечного фонда в туберкулёзных больницах и санаториях недопустимо в большинстве субъектах РФ [236].

Все вышеизложенное диктует необходимость продолжения разработки и внедрения мер по оказанию эффективной противотуберкулёзной помощи населению.

Низкая эффективность химиотерапии как причина развития распространенного прогрессирующего туберкулеза легких

Туберкулёз изменился не только количественно, но и качественно [208]. Увеличился удельный вес распространённых деструктивных форм (казеозная пневмония, фиброзно-кавернозный туберкулез легких), лечение которых сопряжено с большими трудностями. Применение полихимиотерапии, имевшей высокую эффективность 20 лет назад, становится год от года всё менее надёжным в излечении туберкулёза [276, 194], что большинство авторов связывают с нарастанием количества пациентов с лекарственной устойчивостью МБТ к противотуберкулёзным препаратам [292, 274, 259, 245, 310, 253, 269, 283].

О низкой эффективности консервативной терапии свидетельствует и растущая частота рецидивов туберкулёзной инфекции, особенно в последние годы. Данные Минздравсоцразвития демонстрируют рост рецидивов в 2004 – 2006 годах (с 7,8 на 100 тысяч населения в 2003 году до 9,2 на 100 тысяч населения в 2006 году), сменившийся в 2007 году уменьшением до 9,0 на 100 тысяч населения. В 2008 – 2009 годах вновь произошёл рост числа рецидивов до 9,2 на 100 тысяч населения. Рецидивы составляют 12,7 % от всех регистрируемых случаев активного туберкулёза [198, 205].

Имеется несколько причин низкой эффективности химиотерапии, одной из которой является широкое распространение МЛУ возбудителя туберкулеза [220, 76, 163, 277, 290, 118, 274, 212, 59, 193, 249].

В России наблюдается сравнительно высокий уровень туберкулеза с МЛУ при постоянном ежегодном росте его доли (в 2007 г. – 21,4 %, 2008 г. – 23,4 %, 2009 г. – 26,5 % от всех больных с бактериовыделением), связанном как с увеличением числа больных с МЛУ, так и с улучшением лабораторной диагностики и регистрации данных. Россия входит в число 27 стран мира, являющихся приоритетными с точки зрения необходимости улучшения диагностики и ведения случаев туберкулеза с МЛУ [126, 206].

Больные деструктивным туберкулезом легких с МЛУ МБТ длительное время могут оставаться бактериовыделителями и представляют эпидемическую опасность, заражая окружающих лекарственно-устойчивым возбудителем. Чем больше таких больных, тем выше риск распространения инфекции, устойчивой к антибактериальным препаратам и, как следствие, появления новых случаев заболевания туберкулёзом с первичной МЛУ не только к основным, но и к резервным препаратам [97, 133, 121, 247].

По данным отечественных и иностранных авторов, факторами риска появления МЛУ являются: проживание в эпидемически неблагоприятных странах, лечение туберкулёза в анамнезе, наличие деструктивного процесса в легких, контакт с бактериовыделителем МЛУ МБТ, неправильное лечение с неадекватными режимами комбинаций химиопрепаратов, нарушение принципа непрерывности лечения и больничного режима, дефицит препаратов резервного ряда [132, 99, 100, 20, 290]. При сопутствовании состояний иммуносупрессии (ВИЧ-инфекции, онкологических заболеваний, васкулитов, длительной терапии глюкокортикоидами) значительно повышается риск неблагоприятного исхода туберкулеза, сопровождающийся значительными трудностями в лечении [275].

Деструктивный туберкулез легких с МЛУ МБТ имеет следующие клинические особенности. У 59,8 % больных наблюдается острое начало заболевания с выраженными симптомами интоксикации, прогрессирующее течение, в 82 % случаев процесс носит характер распространённого с наклонностью к быстрому развитию и укрупнению очагов, кавернизации процесса. Течение заболевания с МЛУ возбудителя у 67 % пациентов осложняется появлением патогенной неспецифической флоры и устойчивости к препаратам аминогликозидового ряда, что требует назначения антибиотиков широкого спектра действия. Штаммы МЛУ МБТ растут в 1,5 раза медленнее, чем бактерии с сохранённой чувствительностью, что требует проведения не менее 6 месяцев интенсивной химиотерапии. У всех больных имеется выраженное нарушение иммунитета [197]. При тотальной лекарственной устойчивости чаще наблюдаются казеозная пневмония и остропрогрессирующий фиброзно-кавернозный туберкулез [58, 88]. По данным Е.И. Скачковой (2003), при анализе группы больных полирезистентным туберкулёзом лёгких, МЛУ выявлена у 59 %, деструктивный процесс отмечен у 100 %, двусторонняя локализация изменений в лёгких – у 51 %, распространённый процесс – у 94 % пациентов [192].

Фиброзно-кавернозный туберкулёз лёгких в современных эпидемических условиях, по данным Шаполовского В.В. (2005), протекает с выраженными бронхолегочным (71,8 %) и интоксикационным (63,5 %) синдромами, с преобладающим двусторонним поражением лёгких (81,4 %), массивным бактериовыделением (72,4 %), с множественной лекарственной устойчивостью (41,0 %), с сопутствующим алкоголизмом (76,6 %) и наркоманией (21,8 %) [228].

Эффективность терапии снижается с увеличением количества химиопрепаратов, к которым имеется лекарственная устойчивость. Так, при монорезистентности МБТ негативация мокроты достигнута у 81 %, при резистентности к 2 препаратам – у 75 %, к 3 и более препаратам – 72,7 % [211]. Эффективность химиотерапии у пациентов с МЛУ ТБ ещё ниже: прекращение бактериовыделения достигнуто у 57 %, закрытие полостей распада – у 43 %. Проведение хирургических вмешательств делает эффективным лечение ещё у 24 – 38 % больных [258, 139, 162].

За последние 10 лет ВОЗ разработала и внедряет на территории Российской Федерации стратегию «Непосредственное контролируемое лечение коротким курсом плюс» (DOTS-Plus), разработанную для лечения больных туберкулезом с МЛУ возбудителя, основанную на индивидуализированных длительных (18-24 месяца) режимах лечения, включающих назначение полного набора препаратов резервного ряда с учетом чувствительности под строгим контролем их приема больными [183, 174]. Основанием послужили многочисленные исследования, проведённые как в странах с низкой (США [302], Канада [246], Европа [265]), так и в странах с высокой распространённостью заболевания (Турция [299], Гонк-Конг [307], Перу [297,

9

282]), которые описывают долю излечившихся от туберкулеза с МЛУ МБТ в интервале от 68 до 100 %.

Необходимо отметить, что в качестве основного и единственного критерия эффективности противотуберкулезной терапии большинство зарубежных исследователей используют лишь показатель негативации мокроты методом микроскопии и практически не придают значения показателю закрытия полостей распада в легочной ткани. Такой подход к оценке результатов лечения существенно отличается от принятого в отечественной фтизиатрии, где обязательно учитывается ликвидация деструктивных изменений в легких [208].

Предварительные данные применения стратегии DOTS-Plus в России позволяют ожидать прекращения бактериовыделения у 70-85 % больных [174, 34, 90].

В Российской Федерации в соответствии с приказом № 109 [169], лечение больных туберкулезом следует проводить комплексно. Оно включает в себя химиотерапию (этиотропную противотуберкулезную терапию), хирургическое лечение и коллапсотерапию, а также патогенетические средства и лечение сопутствующих заболеваний. Курс химиотерапии состоит из двух фаз с разными задачами. Фаза интенсивной терапии направлена на ликвидацию клинических проявлений туберкулеза, максимальное подавление роста и развития микобактериальных популяций, уменьшение изменений в легких. Фаза продолжения терапии направлена на дальнейшее подавление сохраняющейся микобактериальной популяции. Режим химиотерапии определяют в зависимости от группы, к которой относится больной туберкулезом. Особый режим химиотерапии (IV) назначают больным туберкулезом любой локализации, выделяющим множественно лекарственно-устойчивые штаммы возбудителя туберкулеза, когда имеется наличие устойчивости МБТ к наиболее сильнодействующим противотуберкулезным препаратам - изониазиду и рифампицину одновременно, с наличием или без наличия устойчивости к любым другим противотуберкулезным препаратам. В интенсивной фазе лечения таким пациентам назначают комбинацию как минимум из 5 противотуберкулезных препаратов, в т.ч. препаратов резервного ряда (протионамид, этионамид, канамицин, амикацин, фторхинолоны, циклосерин, капреомицин, ПАСК) чувствительность к которым сохранена. При положительной клинико-рентгенологической динамике и отрицательных результатах культурального исследования мокроты после 6 месяцев химиотерапии переходят к фазе продолжения, когда назначают не менее 3-х препаратов, чувствительность к которым сохранена. Длительность фазы продолжения – не менее 12 месяцев. Если через 6 месяцев лечения в интенсивной фазе сохраняется бактериовыделение, решение о дальнейшей тактике принимает клинико-экспертная комиссия с участием фтизиохирурга.

Таким образом, сохранение эпидемической напряженности по туберкулезу является результатом сочетанного влияния феномена лекарственной устойчивости МБТ и повсеместного ее распространения за счет накопления значительного количества лиц с хроническим и гиперхроническим фиброзно-кавернозным туберкулезом легких [86, 53, 62].

Кроме МЛУ МБТ, причинами, снижающими эффективность химиотерапии туберкулеза, являются непереносимость противотуберкулезных препаратов и отрывы больных от лечения.

Применяемая в настоящее время многомесячная ежедневная пероральная бактериостатическая терапия больных туберкулезом часто сопровождается развитием лекарственных осложнений, токсических гепатитов, лекарственной болезни. Сопутствующие туберкулёзному процессу заболевания, изменяя реактивность организма, способствуют возникновению отрицательных реакций на противотуберкулёзные препараты [94]. Среди пациентов с побочными реакциями сопутствующие заболевания выявляются в 75,5 % случаев, тогда как у лиц без побочных реакций – лишь в 4,8 % [131].

Побочные действия противотуберкулёзных препаратов ограничивают возможности проведения полноценной химиотерапии, особенно при использовании стандартных курсов [225, 271]. Стандартные курсы вызывают появление побочных реакций на основные противотуберкулёзные препараты в 17 % случаев [131], а на препараты 2-го ряда – в 73 % [226]. По данным В.И. Чуканова и соавт. (2004) побочные реакции на противотуберкулёзные препараты снижают эффективность лечения, что выражается в более низкой частоте прекращения бактериовыделения (63 % у больных с побочными реакциями против 92 % у больных без побочных реакций) и в более редком закрытии полостей распада (23 и 80 % соответственно) [226].

Известно, что многие пациенты из-за плохой переносимости противотуберкулёзной терапии самовольно прекращают лечение. Отрывы от лечения самым неблагоприятным образом сказываются на его эффективности и на эпидемической ситуации по туберкулёзу в целом [54, 132, 71, 222, 170].

В условиях ограниченного количества резервных препаратов, для усиления эффективности лечения обоснованным и целесообразным является применение коллапсотерапевтических методов лечения с целью ликвидации деструктивных изменений и бактериовыделения в кратчайшие сроки, создания условий для более интенсивного проникновения химиопрепаратов в зону специфического поражения, регрессии туберкулёзного воспаления в поражённом лёгком [12, 232, 305, 89, 196, 171, 224, 77, 13, 135, 151, 16, 244]. В детско-подростковой клинике Центрального НИИ туберкулёза в настоящее время проводится работа по совершенствованию дифференцированных схем применения искусственного пневмоторакса в зависимости от группы больных (впервые выявленные, неэффективно леченные) и характера лекарственной устойчивости МБТ (чувствительные, полирезистеные, множественная и широкая лекарственная устойчивость) [78].

Применение искусственного пневмоторакса у 50 больных МЛУ ТБ привело к прекращению бактериовыделения у 96 % и к рубцеванию каверн у 82 % через 12 месяцев [130, 241]. В результате наложения искусственного пневмоторакса полости распада закрылись у 15 из 16 больных, что составило 94 %. Однако у 3 пациентов в результате заживления сформировались туберкулёмы. В сроки от 4 до 6 месяцев после распускания пневмоторакса у 2 из них произошло выкрашивание казеоза из туберкулём, что потребовало хирургического лечения. Наложить искусственный пневмоторакс удалось не всем пациентам. Препятствием служили массивные плевральные сращения. У таких больных каверны не закрылись, потребовалось оперативное лечение [178]. К сожалению, искусственный пневмоторакс, этот эффективный и экономически доступный способ патогенетической терапии редко применяется специалистами из-за незнания методики наложения и ведения искусственного пневмоторакса, операции пережигания спаек (торакокаустики) [33].

Для эффективного лечения впервые выявленных больных с деструктивным туберкулезом, наряду с химиотерапией, целесообразно проведение ранних хирургических вмешательств [105, 166, 179]. К сожалению, в настоящее время хирургическое лечение таким больным производится только в 46 % субъектов Российской Федерации, а хирургическая активность в отношении фиброзно-кавернозного туберкулеза составляет всего 4,3 %. Из-за неиспользования в необходимые сроки хирургических методик, высокая эффективность которых доказана десятилетиями, наблюдается широкое распространение деструктивного туберкулеза с трансформацией в фиброзно-кавернозную форму [227, 121].

Таким образом, в последние годы отмечается неуклонное снижение эффективности лечения туберкулеза с деструктивными формами. Добиться закрытия полостей распада и прекращения бактериовыделения у впервые выявленных больных в РФ в 2000 году удалось у 68 % пациентов, в 2003 году – у 61,4 %, в 2005 году – у 57,7 %, в 2006 году – у 50,3 % [204]. По данным М.В. Шиловой, эффективность лечения данной категории больных по критерию клинического излечения в России наиболее низка и в настоящее время составляет 29,3 %, причем каждый восьмой такой пациент погибает [235, 236].

Все вышеизложенное приводит к формированию значительного числа лиц с фиброзно-кавернозным туберкулезом, удельный вес которых среди диспансерных контингентов больных деструктивными формами остается высокий (в СФО – 32,5 %, в ДФО – 31,0 % в 2009 году) [152].

Таким образом, лечение деструктивного туберкулеза легких представляет серьезную проблему: при наличии устойчивости к наиболее сильнодействующим противотуберкулезным препаратам и отсутствии эффекта от лечения наблюдается частая трансформация процесса в фиброзно-кавернозную форму заболевания, при которой терапевтические возможности становятся еще ниже и значительно повышается риск летального исхода. Эти пациенты, ежегодно пополняя контингенты больных с сохраняющимся бактериовыделением, представляют значительную эпидемиологическую опасность, являются источником появления новых случаев заболевания среди здоровых лиц.

Разработка путей повышения эффективности лечения больных фиброзно-кавернозным туберкулезом является важным и приоритетным направлением современной фтизиатрии. Не менее сложной представляется проблема применения хирургических вмешательств данной категории больных, нуждаемость в которых, особенно при наличии множественной и экстремальной устойчивости очень высока, поскольку при различных режимах интенсивной химиотерапии не излечивается более 65 % этих больных [130, 73, 174, 179].

Возможности хирургических методов в лечении больных фиброзно-кавернозным туберкулезом легких

Поскольку консервативное лечение фиброзно-кавернозного туберкулеза является недостаточно эффективным, многие авторы указывают на хирургическое лечение как единственную альтернативу в нынешних условиях [288, 284, 57, 156]. При этом больные должны быть оперированы своевременно с использованием всего арсенала фтизиохирургических операций [6, 167, 57, 27], поскольку они направляются на консультацию к хирургам преимущественно или в стадии прогрессирования, или же при осложненном течении заболевания, причем в большинстве случаев наблюдается обширный, распространенный процесс в легких, преимущественно двусторонний с субтотальным или тотальным очаговым поражением. Об этом свидетельствует и большое количество одномоментных и этапных плевропульмонэктомий, выполненных в хирургическом отделе Центрального НИИ туберкулеза больным фиброзно-кавернозным туберкулезом и казеозной пневмонией. Этот вид оперативного вмешательства был основным (68,7 %), на долю торакокаверномиопластических операций и частичных резекций пришлось 17,8 % и 11,6 % соответственно [230].

Оперативные пособия, выполненные 481 больному с лекарственной устойчивостью возбудителя в НИИ фтизиопульмонологии Московской медицинской академии имени И.М. Сеченова, среди которых подавляющее большинство составляли больные фиброзно-кавернозным, цирротическим туберкулезом, хронической эмпиемой плевры и казеозной пневмонией (83,2 %), распределились следующим образом: преобладали операции резекционного типа (68,9 %), торакопластические вмешательства (14,6 %), торакостомия или каверностомия (6,5 %), плеврэктомия (4,9 %), операции на культе главного бронха (2,8 %), медиастинальная лимфаденэктомия (2,2 %) [156].

По мнению многих авторов, роль хирургических методов в улучшении результатов лечения больных туберкулезом должна быть повышена [219, 136, 111]. Так, Д.Б. Гиллер и соавт. [218], анализируя непосредственные и отдаленные результаты лечения больных остропрогрессирующим туберкулезом легких с лекарственной устойчивостью с применением (337 пациентов) и без применения (271 пациентов) хирургических вмешательств, отметили, что хирургические методы позволили добиться в 6,5 раз большей непосредственной эффективности. В сроки наблюдения до 11 лет число случаев рецидивов у больных, имеющих показания к операции, но не оперированных превысило в 5,7 раз аналогичный показатель у оперированных лиц.

Однако, несмотря на то, что хирургический метод лечения у больных фиброзно-кавернозным туберкулёзом лёгких позволяет добиваться эффекта в 70-85 % случаев, частота его применения остаётся крайне низкой [105, 203, 166].

В 2008 году в России было взято под диспансерное наблюдение 88042 впервые выявленных больных туберкулезом легких, в том числе с деструкцией легочной ткани – 41663 (47,3 %). В 36 субъектах (42,4 % от общего числа субъектов) доля впервые выявленных больных, имеющих фазу распада, превысила 50 %. Хирургическому лечению на этих территориях было подвергнуто 5934 (6,7 %) человека. Показатель эффективности лечения по закрытию полостей распада среди впервые выявленных больных составил 53,3 %. В контингентах численность больных хроническим туберкулезом составила 244851 человек, среди которых у 104331 (42,6 %) больного имелись полости распада, а у 32319 (13,2 %) – фиброзно-кавернозный туберкулёз. Из них было оперировано только 12278 (5 %) человек. Таким образом, несмотря на использование стандартной химиотерапии, остаётся значительное число больных туберкулезом легких с полостями распада как среди впервые выявленных, так и в контингентах больных хроническим туберкулёзом, что является основанием для расширения показаний к применению хирургического лечения [227].

Действительная потребность в хирургическом лечении в 2-3 раза выше. Современный уровень лёгочной хирургии, анестезиологии и интенсивной терапии позволяет расширить объём необходимой хирургической помощи разным группам больных туберкулёзом органов дыхания. Эффективность хирургического лечения у впервые выявленных больных с ограниченными формами достигает 98 %, а у пациентов с распространённым и прогрессирующим процессом, развившимися осложнениями она превышает 80 % и ухудшается из-за позднего направления больных для хирургического лечения [40, 242, 177, 203, 288]. По данным З.Р. Гарифуллина и Х.К. Аминева (2009) у больных с хроническим течением заболевания наименьшую частоту послеоперационных осложнений наблюдали при проведении оперативного лечения в сроки до 18 месяцев от начала заболевания, что составило 19,1 % против 34,4 % при вмешательствах в сроки до 4 лет и 36,4 % - в сроки 5 лет и более [41].

Вопросы выбора тактики хирургического лечения больных распространенным фиброзно-кавернозным туберкулезом остаются актуальными. Следует отметить, что, по данным отечественных и иностранных авторов, в значительной степени преобладают резекционные методы хирургического лечения [288, 171, 248, 276, 287, 298, 294, 109, 201, 177]. Такое положение сложилось в связи с переоценкой возможностей химиотерапии и резекционной хирургии в периоде относительного «благополучия» по туберкулезу, что привело к существенному снижению интереса к ранее применявшимся методам коллапсотерапии, коллапсохирургии и открытого лечения каверн.

Несмотря на увеличение различного рода ограниченных и экономных резекций, в определенных случаях пневмонэктомия является единственным путем к выздоровлению, является высокоэффективным методом лечения, несмотря на то, что различные варианты клинического течения туберкулеза оказывают существенное влияние на результаты операции, а химиотерапия при указанных формах туберкулеза не эффективна. Пневмонэктомия, произведенная на этапе клинической стабилизации туберкулезного процесса без грубых нарушений газообмена, достигает эффективности 89 % [280, 168, 255, 182, 19]. Однако, частота гнойных бронхо-плевральных осложнений после пневмонэктомий у больных распространенным фиброзно-кавернозным туберкулезом сохраняется на достаточно высоком уровне (20-25 %), а высокая летальность от этих осложнений не имеет тенденции к снижению [122]. Кроме того, после пневмонэктомии у всех пациентов имеются выраженные нарушения функции внешнего дыхания и значительное снижение качества жизни [123].

Так, по данным А.В. Елькина, среди 178 оперированных больных распространенным фиброзно-кавернозным туберкулезом легких (84,8 %) и казеозной пневмонией (15,2 %), пневмонэктомия была произведена 70,8 % пациентам, резекции легких выполнены в 21,4 % случаев, различные варианты торакопластик – в 7,8 %. Специфические послеоперационные осложнения возникли у 21,8 % оперированных лиц, наблюдалось обострение туберкулеза в 4,4 % случаев, специфическая послеоперационная эмпиема плевры – 12,4 %, несостоятельность культи бронха – 9,0 %, нагноение раны специфической этиологии – 2,2 %, трахеопищеводный свищ – 1,6 %, туберкулезный фасциит – 1,1 % [70].

Риск операции повышают интоксикация, кахексия, другие осложнения основного заболевания, сопутствующая патология. Ремиссии нередко носят нестойкий характер, промежутки между вспышками сокращаются, и добиться остановки прогрессирования процесса не удается. Выполнение оперативного вмешательства в период вспышки процесса связано с риском, так как после операции у больных сохраняется «фон активности процесса» и опасность дальнейшего прогрессирования заболевания. Особенно рискованным является осуществление резекции легкого или пневмонэктомии у больных с обширной инфильтративно-пневмонической вспышкой или казеозной пневмонией на фоне фиброзно-кавернозного процесса. Кроме того, после пневмонэктомии происходит значительное снижение показателей функции внешнего дыхания, что приводит к инвалидизации пациента. Вопрос о выполнении пневмонэктомии или резекции легких в период выраженного и неудержимого прогрессирования процесса должен решаться строго индивидуально с учетом предполагаемых плевро-легочных осложнений [156, 175].

В хирургической клинике Центрального НИИ туберкулёза разработаны и внедрены в практику видеоассистент – торакоскопические (ВАТС) операции на лёгких из миниинвазивных доступов. Их преимуществом является меньшая длительность, меньшая кровопотеря и потребность в переливании препаратов крови, снижение частоты и тяжести интраоперационных осложнений. Эффективность применения малоинвазивных методов хирургического лечения достигает 97,8 % [47, 124, 49, 121, 215].

Проблема хирургического лечения больных в условиях эпидемии туберкулеза диктует, прежде всего, необходимость апробации методик, разработанных и успешно применяемых в 70 – 90 годы [160, 27, 182, 156]. Применение всего арсенала хирургических методов у больных фиброзно-кавернозным туберкулезом легких, позволяет добиться непосредственной клинической эффективности у 90 % оперированных пациентов [6, 57, 148, 7, 2, 4, 175].

Коллапсохирургия при распространенных формах туберкулеза, прошедшая испытание временем как в доантибактериальный период, так и в эру туберкулостатиков, является весьма эффективным хирургическим способом. Это обусловлено наличием большого контингента больных фиброзно-кавернозным туберкулезом, трудностью применения к ним резекционных вмешательств вследствие распространенности специфического процесса, резкого снижения иммунобиологических сил организма, сопутствующей легочно-сердечной патологии, лекарственной устойчивости микобактерий туберкулеза, непереносимости антибактериальных препаратов многими больными. Резекция легких у этой группы сопровождается частыми осложнениями, повышенной летальностью и рецидивами заболевания. Поэтому необходимо использовать комбинации различных видов вмешательств на легком с целью сохранения большего объема нормальной легочной ткани, что позволяет увеличить количество излеченных больных с этой патологией [57, 1056, 17, 5, 140].

Наиболее показанным и щадящим оперативным вмешательством является кавернотомия, физиологически оправданная операция, поскольку при вскрытии полости сохраняются непораженные туберкулезом функционирующие отделы легочной ткани. Одно из достоинств этой операции - возможность её применения в период обострения туберкулезного процесса и при легочном кровотечении из каверны, когда другие оперативные вмешательства не показаны или технически не выполнимы [27, 164].

Коллапсохирургические методы лечения при туберкулезе легких используются хирургами чаще как способы коррекции объема гемиторакса с целью профилактики плевро-легочных осложнений и реактиваций специфического процесса [29, 63, 113, 45, 142, 143].

Одним из наиболее часто употребляемых способов коррекции гемиторакса является пневмоперитонеум [81, 199, 17]. Нередко с целью уменьшения объема плевральной полости при резекциях легких применяется френикотрипсия [214]. В 1959 году V. Bjork [250] предложил с целью уменьшения объема гемиторакса использовать пересадку диафрагмы.

Из более современных видов коррекции объема гемиторакса определенное распространение получила методика формирования нового купола плевры [173, 199], суть которого заключается в формировании экстраплевральной полости, заполняемой экссудатом с последующей его организацией. Недостатком данного метода является то, что после организации экссудата эффект коллапса значительно уменьшается. С целью предотвращения данного эффекта было предложено заполнять экстраплевральное пространство воздухом (экстраплевральный пневмоторакс) или маслом (экстраплевральный олеоторакс) [221], а также различными пломбировочными материалами: фибриногеном [88], коллагеновой губкой [145], аутокровью [85], силиконовым протезом молочной железы [188, 190], фибробластами на микроносителях в коллагеновом геле [144], и даже парафином, кетгутом, люцитовыми шариками, поролоном и другими материалами. Б.М. Асанов располагает опытом экстраплеврального селективного баллонного коллапса легкого, примененного

22 больным распространенным деструктивным туберкулезом легких с полным клиническим эффектом в 77 % случаев [10].

С целью профилактики развития остаточных полостей после больших по объему резекций легких Д.Б. Гиллером и А.В. Нефедовым разработан метод перемещения диафрагмы, заключающийся формировании складки диафрагмы на 4-5 см латеральнее края перикарда и ее фиксации с помощью швов к V или VI ребру. За счёт смещения сухожильного центра диафрагмы одновременно в краниальную и латеральную стороны, объём гемиторакса уменьшается как в высоту, так и в ширину путём смещения органов средостения в сторону операции [144].

Одним из лучших и наиболее распространенных видов хирургической коррекции гемиторакса является торакопластика в ее различных вариантах. Её можно осуществлять до резекции легкого, одномоментно с частичной резекцией легкого или спустя 4-8 недель [145, 103, 15, 95, 6, 45, 57, 105, 148, 115, 116, 185, 301, 257, 129, 39].

В зависимости от того, из какого доступа производится торакопластика, ее следует подразделять на экстраплевральную и интраплевральную [79, 154, 129]. При экстраплевральной торакопластике поднадкостничную резекцию ребер производят вне плевральной полости, при этом чаще выбирается задне-боковой доступ, а при интраплевральной торакопластике ребра резецируют поднадкостнично внутри плевральной полости из передне-бокового или бокового доступа.

Интраплевральная торакопластика, разработанная Л.К. Богушем [24], А.В. Дубровским [63] и Л.Г. Марченко [125], выполняется из бокового доступа, что исключает добавочное травмирование больших скелетных мышц, однако проблема травматичности и здесь остается довольно острой [24]. Как правило, достаточный корригирующий эффект достигается только при резекции 4-5 ребер. Но даже такой объем декостации грудной стенки уже приводит к ее флотации, что утяжеляет течение послеоперационного периода и нередко сопровождается дыхательной и сердечно-сосудистой недостаточностью, способствует возникновению ателектаза легкого на стороне операции [145, 15, 114]. Кроме того, пока не наступит консолидация ребер, флотация передне-боковой области грудной клетки приводит к парадоксальному дыханию, особенно при кашле, что усиливает дыхательную недостаточность и приводит к застою мокроты [113]. Таким образом, интраплевральная торакопластика не только приводит к бронхо-легочным осложнениям, но и вызывает значительный косметический дефект грудной стенки, а в последующем нередко наступает деколлабирование легкого. и снижается эффективность вмешательства [15].

Чтобы уменьшить нежелательные моменты интраплевральной торакопластики, было предложено ребра не резецировать, а фрагментировать [113, 114, 115, 116]. Суть операции заключается в том, что после удаления I ребра, последующие ребра не резецируются, а пересекаются по границе с грудиной, паравертебрально и по средней подмышечной линии. Преимущества данного вида торакопластики, по мнению авторов, заключаются в ее высокой селективности, использовании пластического эффекта остающихся реберных фрагментов, возможность моделирования реберной стенки во время операции с последующей быстрой консолидацией ее, уменьшение травматичности операции. Но и при этом типе интраплевральной торакопластики необходима фиксирующая повязка с пелотом, которая, сдавливая резецированное легкое и грудную стенку с обеих сторон, уменьшает его дыхательную экскурсию, способствуя застою мокроты и развитию бронхо-легочных осложнений.

Учитывая отрицательные стороны интраплевральной торакопластики как метода уменьшения объема гемиторакса во время выполнения операции резекции, некоторые авторы считают необходимым разделять операцию на два этапа, то есть торакопластику производить до удаления части легкого или после нее. Благодаря этому уменьшается травматичность оперативного лечения, что более благоприятно сказывается на его результатах [103, 15, 95, 6, 57].

Для предупреждения указанных недостатков торакопластик, производимых с целью коррекции объема гемиторакса после резекций легких и при эмпиемах, V. Bjork [251] в 1954 году предложил так называемую экстраплевральную верхушечную остеопластическую торакопластику, предусматривающую сохранение ребер как средство ранней консолидации грудной стенки после резекции легкого больших объемов или пневмонэктомтии по поводу легочной патологии. Операция заключается в поднадкостничной резекции паравертебральных отрезков верхних четырех или пяти ребер. Затем свободные концы ребер перфорируются, низводятся вниз и подшиваются к нижнему не удаленному ребру, создавая таким образом «новый» плевральный купол. Эта операция обеспечивает надежный селективный коллапс верхушки легкого, применяется после резекции легкого как дополнительное вмешательство. В последнее время показания к этой операции расширились, в том числе при туберкулезе легких.

В Красноярском краевом противотуберкулезном диспансере с 1998 года применяется остеопластическая торакопластика с одномоментной резекцией легкого любого объема в экстраплевральном варианте [148, 7]. Но данный вариант метода более предпочтителен при стабилизированном процессе. Кроме того, в этом учреждении успешно выполняется ряд коллапсохирургических пособий с высокой клинической эффективностью – экстраплевральная торакопластика с перевязкой каверны и задневерхняя экстраплевральная торакопластика [149].

В 1963 году в Новосибирском НИИ туберкулеза А.И. Боровинским [207] была разработана операция атипичной внеплевральной резекции легкого с одномоментной ограниченной торакопластикой. При этом, по мнению автора, она показана при распространенных туберкулезных процессах в состоянии относительной стабилизации с локализацией каверны в периферической зоне 1-го и 2-го сегментов. Преимущество данной методики заключается в следующем: удаление основного очага поражения осуществляется без вскрытия плевральной полости, что позволяет исключить возникновение бронхо-плевральных осложнений и свести к минимуму нарушения функции легкого в послеоперационном периоде. Создание селективного коллапса пораженной и травмированной части легкого обеспечивает благоприятные условия для развития репаративных процессов после операции, уменьшает возможность обострения туберкулеза.

Экстраплевральная торакопластика, предшествующая резекции легких, по мнению авторов, применяющих ее, кроме уменьшения травматичности операции обладает еще и лечебным эффектом. У подавляющего большинства больных после ее применения наблюдается исчезновение или снижение признаков интоксикации, прекращение или уменьшение бактериовыделения, уменьшение размеров полостей распада, а у 30 % впервые выявленных больных деструктивным туберкулезом наступает клиническое излечение без резекционного вмешательства [15, 6, 57, 301, 257, 129].

В течение последнего десятилетия интерес к экстраплевральной торакопластике начинает вновь возрастать в связи с накоплением значительного количества больных фиброзно-кавернозным туберкулезом легких, которым противопоказана резекция легкого. В настоящее время частота применения торакопластики среди других пособий при деструктивном туберкулезе в различных фтизиохирургических клиниках России и стран ближнего зарубежья составляет от 10 до 40 % [35, 148, 229, 108, 41, 9, 257, 129, 17, 85, 184]. Возможности использования современного оборудования операционного блока, в том числе видеоторакоскопии позволяют выполнять коллапсохирургические вмешательства из минидоступа [124, 215].

Профилактика послеоперационных осложнений у больных распространенным фиброзно-кавернозным туберкулёзом лёгких является актуальной проблемой современной фтизиохирургии [11, 233, 112, 92, 156]. Имеется много сообщений о частоте и структуре послеоперационных осложнений у больных данной категории [57, 68, 291]. В.П. Стрельцов [203] при анализе 70 таких больных, подвергнутых оперативному лечению, отмечает наличие плевробронхолегочных осложнений у 38,5 % пациентов. Р.Н. Головченко [52], анализируя истории болезни оперированных по поводу туберкулеза легких 370 пациентов, выделявших лекарственно-устойчивые штаммы МБТ, наблюдал осложнения у 20 % пациентов.

Лекарственная устойчивость возбудителя, выявляемая у большинства больных фиброзно-кавернозным туберкулезом, рассматривается с совершенно противоположных позиций: как дополнительное обоснование показаний к хирургическому лечению, так и как относительное противопоказание. Лекарственная устойчивость микобактерий туберкулеза, выявленная до операции, увеличивает число послеоперационных осложнений, резко снижает эффективность хирургического лечения, препятствуя прочной стабилизации туберкулезного процесса после резекции легкого. Риск послеоперационных осложнений при лекарственно-устойчивым туберкулезе достоверно выше, чем при лекарственно-чувствительном (20,4 % и 3,1 % соответственно): от формирования остаточных полостей и образования воспалительных изменений в зоне операции до прогрессирования процесса с тотальным поражением легких [32]. В связи с этим фактом, по данным иностранных авторов, хирургическое лечение показано больным туберкулезом с МЛУ возбудителя только при наличии ограниченных деструктивных процессов и при прекращении бактериовыделения или минимальной степени роста МБТ [278, 309]. Это приводит к тому, что многие пациенты лишаются возможности хирургического лечения и обречены на неблагоприятный прогноз.

С другой стороны, хирурги из Национального еврейского центра (Денвер, США) считают, что хирургические методы должны быть основными в лечении больных туберкулезом с МЛУ МБТ [273]. Резекционную хирургию, по их мнению, данной категории больных, необходимо проводить, по возможности, в максимально ранние сроки с последующим долечиванием препаратами резервного ряда не менее 18 месяцев. Если в 80-е годы прошлого столетия оперировано 44 % пациентов из этого контингента, то в 2004 г. хирургические пособия применяются в 83 % случаев [288, 276].

В России взгляды на роль МЛУ в хирургии определены более четко – как на фактор повышенного хирургического риска, не являющийся противопоказанием, но требующим особых мер профилактики специфических послеоперационных осложнений и рецидивов туберкулеза в отдаленные сроки [176, 242]. По мнению хирургов НИИ фтизиопульмонологии Московской медицинской академии имени И.М. Сеченова, лекарственная устойчивость усложняет решение хирургических проблем, однако риск развития осложнений обусловлен не самим фактом ее наличия, другими причинами – длительностью заболевания, распространенностью процесса и его осложненным течением, ослабленным иммунитетом, сложностью операции, плохой переносимостью препаратов [156].

Неблагоприятное влияние фактора лекарственной устойчивости прослеживается и в отдаленном послеоперационном периоде. Так, наличие устойчивости к двум туберкулостатикам повышает вероятность развития пострезекционного рецидива в 1,5 раза, резистентность к трем и более препаратам приводит к троекратному увеличению частоты рецидивов при всех клинических формах туберкулеза легких, достигая максимума (до 36 %) при фиброзно-кавернозном [67]. Кроме того, по данным тех же авторов, частота рецидивов тесно связана с интенсивностью бактериовыделения. Так, среди абациллированных пациентов к моменту первичной операции общий уровень рецидивов составляет 6,9 %, олигобациллярность увеличивает частоту рецидивов вдвое, а продолжающееся массивное бактериовыделение – почти в четыре раза [176]. Кроме того, одной из главных причин возникновения пострезекционных бронхиальных свищей и эмпием, развития реактиваций туберкулеза является наличие туберкулезного или гнойного бронхита [24, 6].

Немаловажную роль на течение послеоперационного периода и исходы операции играет объем резекции. Большой объем резекции может явиться причиной неспособности оставшейся части легкого заполнить гемиторакс, что приводит к возникновению стойкой остаточной полости, которая почти всегда осложняется эмпиемой [214, 6, 113, 57]. Помимо этого, при больших объемах резекции происходит перерастяжение оставшейся части легкого, что ведет к нарушению его пневматизации и кровоснабжения. Все эти факторы в совокупности с другими причинами, способствуют возникновению реактивации туберкулезного процесса. Низкая эффективность консервативной терапии в таких случаях определяет необходимость повторных операций [104, 65, 176].

В связи с этим возникает необходимость внедрения стандартизированных схем химиотерапии в до- и, особенно, послеоперационном периоде у больных распространенным фиброзно-кавернозным туберкулезом. J. Somocurcio et al. [297] утверждают, что проведение адекватной DOTS-Plus терапии в предоперационном периоде позволяет существенно снизить риск осложнений после резекций легкого различного объема у больных туберкулезом с МЛУ возбудителя. Большую роль в эффективности хирургического лечения играет предоперационная подготовка. Ее задачами при наличии резистентности МБТ являются преодоление порога лекарственной устойчивости и подавления биологической активности микробной популяции в очагах поражения.

По данным Д.Н. Проходцова [171], основными элементами комплекса предоперационной подготовки являются: I. комбинированная интенсивная химиотерапия с применением внутривенного пути введения АБП рифампицинового ряда, беталактамов, фторхинолонов и макролидов с целью временной стабилизации прогрессирующего туберкулеза; II. дезинтоксикационная, заместительная и общеукрепляющая химиотерапия в целях борьбы с проявлениями и следствием тяжелого токсического синдрома; III. патогенетическая терапия для компенсации нарушенных функций жизненно-важных органов; IV. местные методы лечения в целях детоксикации макроорганизма. Следуя указанному принципу, в хирургическом отделе Центрального НИИ туберкулеза у 70 больных лекарственно-устойчивым туберкулезом, большинство из которых выделяли МЛУ МБТ (70 %), удалось добиться положительной рентгенологической динамики и купирования симптомов интоксикации (73 %), прекращения бактериовыделения (16 %). В плановом порядке было оперировано 86 % этих пациентов, 14 % - по жизненным показаниям [231].

Применение комплексной предоперационной подготовки позволяет успешно подготовить до 50 % больных с полирезистентностью МБТ и обеспечить выживаемость у 87-90 % оперированных больных и стойкое выздоровление у 75-80 % в течение 3-5 лет и более [75].

Больные остропрогрессирующими формами нуждаются в иммунокоррекции на протяжении всего курса лечения, как до операции, так и после. О.Г. Челнокова [222] изучила эффективность иммунокоррекции у 62 таких больных. Параллельно с проводимой химиотерапией поэтапно использованы: экстракорпоральная иммунофармакотерапия с «Диуцифоном», курс инъекций «Лейкинферона» и «Ликопида», внутривенное лазерное облучение крови, ультразвуковое воздействие на селезенку, что позволило получить положительную клинико-рентгенологическую динамику у 86 % исследуемых и подготовить к хирургическому лечению.

Ряд авторов предлагают применение в комплексной предоперационной подготовке больных фиброзно-кавернозным туберкулезом препарата «Глутоксим», представляющего класс веществ – тиопоэтинов, обладающих эффектами системных цитопротекторов, иммуномодуляторов и гемопоэтических факторов, с целью снижения частоты специфических послеоперационных осложнений, сокращая ее в два раза [1, 197, 189].

По мнению А.В. Елькина, комплексная предоперационная подготовка с применением наиболее эффективных бактериостатиков в сочетании с иммуномодулятором Ронколейкином (рекомбинантный IL-2 человека) обладает на 25 % большей эффективностью по сравнению со стандартными режимами лечения [64, 69].

Н.Л. Карпина и соавт. (2008) предложили проводить больным прогрессирующим и осложнённым туберкулёзом лёгких комплексную патогенетическую терапию: применили небулайзерную аэрозольтерапию лазолваном (для фармакологической активации сурфактантной системы лёгких), курс лечебного плазмафереза и иммунокоррекцию лейкинфероном. Эти мероприятия позволили предотвратить послеоперационные осложнения и снизить частоту летальных исходов в 2,3 раза у тяжёлого контингента хирургических больных [86].

Специфические изменения в крупных бронхах встречаются при фиброзно-кавернозном туберкулезе у 1/3 оперированных пациентов [231]. Поэтому предложен метод перибронхиального введения лекарственной смеси на основе бактерицидной терапии, позволяющий стабилизировать процесс, и тем самым расширить показания к хирургическому лечению деструктивных форм [165].

Немаловажную роль в эффективности лечения данной категории больных играет послеоперационная химиотерапия. Ее характер и длительность определяется характером самой операции, особенностями процесса и бактериовыделения, чувствительности МБТ. Общая продолжительность послеоперационного долечивания у больных с деструктивными формами составляет от 6 до 18 месяцев (в случае наличия МЛУ МБТ) [196, 202, 288]. По данным А.М. Самуйленкова (2003) послеоперационная химиотерапия больным туберкулёзом с МЛУ МБТ должна продолжаться не менее 8-ми месяцев с последующими сезонными (весна – осень) курсами лечения [186].

Исследование лекарственной резистентности возбудителя в резецированном участке легкого выявило, что этот показатель выше такового в мокроте пациента [153]. Кроме того, было отмечено, что устойчивость МБТ к препаратам в каверне выше (50,9 %), чем в очаге (26,4 %). Коррекция химиотерапии в послеоперационном периоде с учетом данных устойчивости микобактерий в основном патологическом очаге позволяет уменьшить риск рецидива болезни в 4 раза [146].

Таким образом, по данным отечественных и зарубежных авторов в настоящее время отсутствуют единые подходы к хирургическому лечению больных фиброзно-кавернозного туберкулёза лёгких, нет единого мнения относительно показаний, сроков, характера оперативных вмешательств. Очевидна необходимость усовершенствования имеющихся и разработки новых хирургических миниинвазивных, но в то же время эффективных и доступных методов лечения больных распространенным фиброзно-кавернозным туберкулёзом лёгких.

Развитие экстраплевральной торакопластики во фтизиохирургии

Торакопластика является одним из наиболее испытанных и проверенных методов хирургического лечения больных туберкулезом. Прошло более 120 лет с тех пор, когда Серенвилем была произведена первая резекция ребер по поводу туберкулеза. За эти годы неоднократно менялись взгляды на торакопластику в связи с развитием возможностей диагностики и лечения во фтизиатрии, изменялась и совершенствовалась техника операции.

В конце XIX века некоторые хирурги (Серенвиль, Квинке, Турбан, Ландререр, Шпенглер) с целью уменьшения туберкулезной каверны удаляли над ней небольшие участки ребер. Эти операции из-за недостаточной эффективности распространения не получили [200]. В начале XX века Брауэр, Фридрих, Вильмс и Зауербрух разработали операции, в результате которых достигался полный коллапс пораженного легкого путем тотального удаления 10-11 ребер. Вмешательства давали хороший эффект, но тяжело переносились больными, летальность составляла 30-50 %. Для уменьшения травматичности, эти операции стали проводить в несколько этапов, смертность снизилась до 10-15 %. Тактика тотальной торакопластики долгие годы поддерживалась мнением Зауербруха о необходимости коллабировать и нижние отделы легкого, не пораженные деструктивным процессом во избежание послеоперационных осложнений [50, 200].

Тяжелые последствия такой тактики, расширение знаний о туберкулезе, совершенствование его диагностики побудили многих хирургов тех лет к разработке различных вариантов частичной торакопластики [50, 22, 268, 293]. Большинство из них не представляли чего-либо оригинального и отличались только в деталях и оперативных доступах [200].

Наибольшее распространение при лечении больных фиброзно-кавернозным туберкулезом легких получила верхне-задняя торакопластика по Зауербруху. Обязательным условием при выполнении этой операции является удаление первого ребра. Объем операции определяется протяженностью процесса, ребра резицируют на большом протяжении на одно-два ребра ниже проекции нижнего полюса каверны на задние отрезки ребер. Как правило, выполняется 6-7 реберная торакопластика, обеспечивающая западение лопатки [200].

Верхне-задняя торакопластика, создающая хороший боковой коллапс, и частично передне-задний, не дает спадения легкого в апико-каудальном направлении. Поэтому ее применение ограничивается лечением кавернозных процессов с деструктивными изменениями в верхне-задних участках легкого [200, 55]. Ограниченные лечебные возможности данного вида торакопластики при кавернах, расположенных в медиальных или передних отделах верхней доли, при больших полостях распада определили необходимость разработки более радикальных торакопластических вмешательств. Был предложен ряд модификаций верхней расширенной торакопластики, при которых полностью удаляются верхние два или три ребра [22, 293, 268, 285, 200, 8, 51].

В ведущих фтизиохирургических клиниках СССР в то время наибольшее распространение получили варианты расширенных торакопластик в модификациях А.Г. Гильмана, Н.Г. Стойко и Л.К. Богуша, производимых в два этапа – из подключичного и паравертебрального доступов. Некоторые авторы выполняли верхнюю расширенную торакопластику только из паравертебрального доступа [221, 107], другие применяли подмышечный доступ, считая его менее травматичным и более выгодным в косметическом отношении [137, 239].

С появлением в середине прошлого столетия химиотерапии туберкулеза эффективность расширенной торакопластики составляла 70-80 % [55, 8, 107, 51, 24].

Для усиления коллабирующего эффекта расширенной торакопластики многие хирурги стали производить экстраплевральный пневмолиз (ЭПП) с целью вызвать спадение легкого в апико-каудальном направлении. Расширенные торакопластики с экстраплевральным пневмолизом стали более радикальными по сравнению с верхне-задней или расширенной верхней торакопластикой. Выполнение их складывается из следующих моментов:

полное удаление верхних двух-трех ребер и частичное – четырех-пяти нижележащих; пересечение межреберий у позвоночника (по Л.К. Богушу) и у грудины; экстраплевральный пневмолиз в пределах пораженной части легкого [22, 293, 285].

Опыт применения торакопластики с ЭПП, указывал на то, что в ряде случаев после операции освобожденная верхушка легкого под влиянием дыхательных движений и кашлевых толчков возвращалась в исходное положение [8]. Данный факт побудил многих хирургов к поиску способов прочной фиксации верхушки легкого в новом положении.

С этой целью Л.К. Богуш при выполнении ЭПП создавал «крышу» из куска пятого ребра с надкостницей, сосудистым пучком и межреберной мускулатурой четвертого и пятого ребер и фиксировал к хрящу второго ребра над низведенной верхушкой легкого [23].

В 1941 году Б.М. Гармсен опубликовал вариант торакопластики с ЭПП и фиксацией опущенной верхушки, заключающийся в резекции 7-8 верхних ребер (кроме первого), экстраплевральном выделении верхней части легкого, формировании лоскута из внутригрудной фасции, второго и третьего межреберий, надкостницы резецированных ребер, фиксации лоскута к средостению над опущенной верхушкой легкого [42].

F. Paulino предложил производить перевязывание верхушки легкого после ЭПП. Вокруг выделенной верхней части легкого с каверной обводится толстая лигатура и затягивается. Ниже ее аналогичным способом накладываются еще две лигатуры. Данный вариант торакопластики, по мнению автора, позволяет уменьшить количество резицируемых ребер и ограничиться 4-5 реберным вмешательством с сохранением первого ребра [286].

Наблюдения Н.Г. Стойко, Л.К. Богуша, А.Г. Гильмана, Н.В. Антелавы, Sauerbruch показали необходимость резекции I ребра, которая ведет к более полному западению апикального плеврального пространства. В.С. Степанов, исследуя гипсовые слепки на фиксированных трупах, показал, что при удалении I ребра достигается уменьшение полости на 50 - 70 см^3.

В настоящее время удаление I ребра – обязательный элемент торакопластики, это «ключ» к грудной клетке. Создание лечебного коллапса легкого без удаления I ребра невозможно. Выполнение торакопластики без удаления I ребра расценивается как неквалифицированная операция [301].

Используя идею Л.К. Богуша, П.И. Костромин предложил после выполнения ЭПП формировать «крышу» над опущенной верхушкой легкого путем подшивания четвертого ребра к хрящу второго ребра, а межреберных мышц – к средостению [101]. Н.И. Бондарь и Е.П. Сидорова для повышения эффективности операции после пневмолиза пересекали между лигатурами второе, третье и четвертое межреберья на уровне задней подмышечной линии. Полученный лоскут перекидывали над коллабированной верхушкой легкого и фиксировали к внутренней поверхности передней грудной стенки в области второго ребра. Для большей надежности поверх сформированного «моста» укладывали отсепарованную подлопаточную мышцу [26]. А.Г. Киселев и Р.К. Бош также предлагали заполнять экстраплевральную полость мышцами, ликвидируя «мертвое» пространство [91, 29].

Некоторые авторы рекомендовали после выполнения пневмолиза прошивать верхушку легкого швами - сбаривающими Z-образными [46], П-образными или кисетными швами и фиксировать ее к широчайшей мышце спины [30]. Другие хирурги после пневмолиза предлагали производить инвагинацию стенок каверны или верхушки легкого с помощью двух- или трехкисетного шва [91, 80, 277].

А.И. Боровинский перед выполнением верхней расширенной торакопластики для создания необратимого максимального селективного концентрического коллапса пораженного отдела легкого производил ЭПП из бокового подмышечного доступа с последующей открытой тампонадой. Последующая торакопластика выполнялась через четыре недели [27].

А.Ф. Кравченко при выполнении верхне-задней торакопластики после ЭПП предложил накладывать на верхушку легкого специально изготовленную сетку-гамак с фиксированием ее к переднему и заднему отрезкам

34

нижележащего ребра. Сетка готовится заранее из кетгута или из полусинтетических тканей - полипропилен, полисорб [102].

Большой вклад в развитие экстраплевральной торакопластики во фтизиохирургии внесен коллегами из Украины [55, 185, 301, 257, 129]. По мнению авторов, торакопластику следует выполнять с полным удалением I – II – III ребер с хрящевыми отделами. Обязательным также считают удаление головок ребер (кроме первого) и апиколиз. Эти правила повышают коллабирование легкого в области поражения. При резекции I ребра его головка не экзартикулируется из-за опасности развития симптома Горнера. Нижняя часть звездчатого узла симпатичного нерва прилегает к передней поверхности шейки I ребра. Она отдаляет шейку ребра от позвоночной артерии, которая проходит несколько впереди и выше. При удалении шейки и головки I ребра можно повредить ganglion stellatum, что крайне нежелательно.

Как видно из приведенного, экстраплевральная торакопластика постоянно усовершенствовалась, хирургами вносились всевозможные дополнения с целью повышения ее эффективности, снижения травматичности и послеоперационных осложнений. Однако расширенная верхне-задняя торакопластика сопровождается пересечением больших массивов скелетных мышц, что неизбежно при выполнении задне-бокового доступа. Травма мышц, участвующих в дыхании, флотация грудной стенки из-за ее декостации и органов средостения приводят к нарушениям со стороны гемодинамики и легочной вентиляции. Частично эта проблема решается применением давящей повязки или пелота, но при этом возникает другая проблема – тугое бинтование вызывает сдавление органов средостения, что отрицательно сказывается на работе сердечно-сосудистой системы. Кроме того, повязка, сдавливая резецированное легкое и грудную стенку с обеих сторон, уменьшает его дыхательную экскурсию, способствует застою мокроты и развитию послеоперационных бронхо-легочных осложнений. Большое значение имеет и косметический дефект, возникающий в результате односторонней деформации грудной стенки, что нередко является причиной отказа больных от операции [200, 15, 113, 46].

В 1964 году в Новосибирском НИИ туберкулеза И.С. Фомичев [209] впервые применил остеопластическую торакопластику по V. Bjork при деструктивном туберкулезе легких. Данную методику автор разработал и применял как предварительный этап перед резекцией легкого при распространенных деструктивных процессах. Концентрический коллапс верхних отделов легкого без деформации и флотирования грудной стенки, без образования парамедиастинального канала, а также вновь созданный плевральный купол, имеющий сферическую форму и отделенный от подключичных сосудов реберным каркасом, облегчил безопасное выполнение резекции легкого из-под остеопластической торакопластики [15].

Предложенный вариант остеопластической торакопластики заключался в поднадкостничном удалении из паравертебрального доступа задних отрезков верхних трех-четырех ребер с полным удалением первого ребра, выполнении ЭПП в апико-каудальном направлении с прочной фиксацией низведенной верхушки легкого в новом положении [209]. В течение последующих десятилетий данная методика хирургического лечения претерпела значительные изменения как в технике выполнения операции, так и в показаниях к ней.

Так, для усиления коллабирующего эффекта В.Е. Белявский [14] и А.И. Боровинский [154] предложили пересечение хрящей I-II ребер у грудины. За счет этого была достигнута большая мобилизация указанных ребер, что позволило сформировать «новый» плевральный купол на более низком уровне. Однако, оценивая эту модификацию, нельзя не учитывать необходимость выполнения дополнительного подключичного доступа, что удлиняет общую продолжительность операции, вынуждает изменять положение больного на операционном столе, увеличивает хирургическую травму.

В.Е. Белявский, изучая морфологические изменения и репаративные процессы в резецированных участках легких, возникающие под влиянием

36

остеопластической торакопластики при фиброзно-кавернозном туберкулезе легких, отметил, что у половины больных наступила стабилизация процесса с признаками частичного заживления, у трети больных произошло заживление каверн, в 7 % случаев каверны трансформировались в кистоподобные полости. Данный факт побудил хирургов Новосибирского НИИ туберкулеза производить остеопластическую торакопластику как самостоятельное лечебное вмешательство, дополняя ее в дальнейшем, при сохранении деструктивных изменений, резекцией коллабированных отделов легкого [14, 15].

Остеопластическая торакопластика, применяемая в Новосибирском НИИ туберкулеза, имеет ряд преимуществ перед экстраплевральными торакопластиками, описанными выше. Операция малотравматична, так как удаляются небольшие отрезки ребер, не приводит к выраженной деформации грудной клетки, не нарушает осанку больного. Необратимый концентрический коллапс верхней части легкого не вызывает существенных изменений в бронхах, сохранение ребер и их костная фиксация предупреждают в послеоперационном периоде развитие нарушений дыхания, что позволяет избежать многих легочных осложнений. У части больных применение хирургического необратимого коллапса вызывает улучшение репаративных процессов в коллабированном легком и позволяет при сохраняющейся полости распада в дальнейшем выполнить резекцию легкого, снижая риск таких послеоперационных осложнений, как остаточная полость и прогрессирование процесса в оперированном легком [209, 14, 207, 15, 103, 104, 113, 105, 6, 56, 148, 27].

Таким образом, разработанная и апробированная хирургическая методика остеопластической торакопластики по V.Bjork в модификации Новосибирского НИИ туберкулеза позволяет существенно расширить показания к хирургическому лечению больных распространенным фиброзно-кавернозным туберкулезом легких с сохраняющимся бактериовыделением с множественной и экстремальной лекарственной устойчивостью возбудителя, ранее считавшихся неоперабельными и представляющих серьезную эпидемиологическую опасность [6, 57, 105].

Как уже было отмечено выше, хирургами Новосибирского НИИ туберкулеза постоянно совершенствуется техника остеопластической торакопластики, разрабатываются предложения, направленные на повышение эффективности данной операции и снижение ее травматичности. Высокая эффективность нового метода временной окклюзии путем применения эндобронхиального клапана при инфильтративном туберкулезе в фазе распада открыла для нас новые возможности для повышения эффективности остеопластической торакопластики как самостоятельного вмешательства при распространенном фиброзно-кавернозном туберкулезе легких.

Перспективы использования эндобронхиального клапана после остеопластической торакопластики в лечении больных распространенным фиброзно-кавернозным туберкулёзом лёгких

Коллектив авторов ГБОУ ВПО «Алтайский государственный медицинский университет» и КГУЗ «Алтайский краевой противотуберкулёзный диспансер» разработал и успешно применяет с 2000 года метод лечения заболеваний легких и их осложнений путем применения эндобронхиального обратного клапана производства ООО «Медланг», Барнаул. Данный метод применяется и в лечении деструктивных форм туберкулеза легких, заключается в создании лечебной гиповентиляции в пораженном участке легкого с сохранением дренажной функции блокированного бронха и полости деструкции. Авторами описаны результаты комплексного лечения 63 больных деструктивным туберкулезом легких, которым был установлен эндобронхиальный клапан. Через 3 месяца у 90,5 % этих пациентов на фоне полноценной химиотерапии с учетом чувствительности возбудителя была достигнута стабилизация и положительная динамика в течении туберкулезного процесса, из них у 9,5 % пациентов отмечено закрытие полостей распада при рентгенологическом исследовании. Через 3 месяца после начала комплексного лечения прекращение бактериовыделения достигнуто у 92,1 % больных, через 6 месяцев - у 96,8 % [117].

Впервые временная окклюзия бронхов предложена польским бронхологом R. Rafinski [289] при лечении спонтанного пневмоторакса. В нашей стране первые публикации о применении временной окклюзии бронхов принадлежат В.И. Гераськину [44, 120], метод применялся при пиопневмотораксе. В настоящее время этот метод входит в алгоритм основных мероприятий при лечении легочных кровотечений [56], основан на введении кусочка крупнопористого поролона при помощи ригидной бронхоскопии в бронх, дренирующий источник кровотечения [25, 36, 37]. Однако, поролоновый обтуратор не может находиться в бронхиальном дереве более 14 дней, поэтому более приоритетным является использование эндобронхиального клапана, который также оказывает положительный лечебный эффект на деструктивный туберкулезный процесс [187].

В иностранной литературе имеются сведения о применении эндобронхиальных клапанов двух конструкции с сохранением дренажной функции блокированного бронха с целью редукции объёма легкого при лёгочной эмфиземе разработанных в Emphasys Medical, Inc., Redwood City (рисунок 1a) [295, 252, 279, 308, 272, 303, 304] и Spyration, Inc., Redmond (рисунок 2a) [252, 279], единичные публикации о применении клапанов в лечении бронхоплевральных фистул при пневмотораксе в эксперименте на овцах [261] и единичные клинические примеры применения эндобронхиального клапана в лечении бронхоплевральных фистул у людей [264, 281, 296].

Установка клапанов осуществляется в сегментарные бронхи под общей анестезией во время комбинированной бронхоскопии с использованием специальных приспособлений (рисунок 1б, 2б).

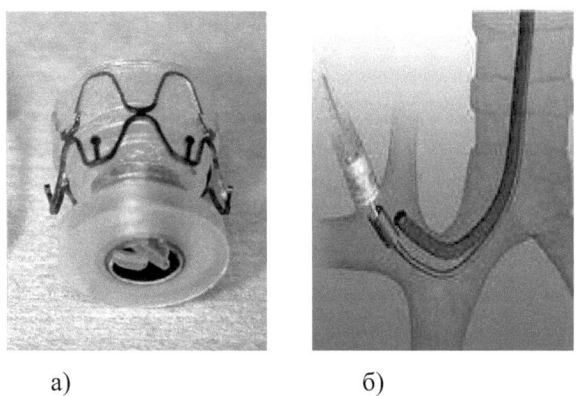

а)   б)

Рисунок 1. Конструкция и схематическое изображение установки эндобронхиального клапана, разработанного в Emphasys Medical, Inc., Redwood City
а) конструкция   б) установка клапана с помощью приспособления

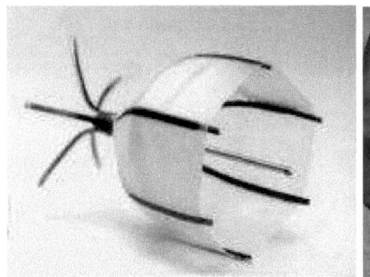 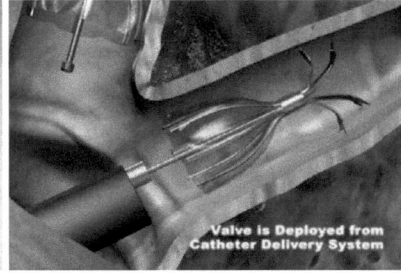

а)   б)

Рисунок 2. Конструкция и схематическое изображение установки эндобронхиального
клапана, разработанного в Spyration, Inc., Redmond
а) конструкция   б) установка клапана с помощью приспособления

В доступной нам российской и иностранной литературе сведений о применении эндобронхиальных клапанов после коллапсохирургических вмешательств при деструктивном туберкулезе легких нами не найдено. Ряд отечественных авторов активно используют разработанную алтайскими учеными методику временной окклюзии при помощи эндобронхиального клапана в лечении больных деструктивными формами туберкулеза легких.

Так, Д.А. Демальдинов применил данную методику у 51 пациента с деструктивным туберкулезом легких, добившись у 83,3 % случаев положительного эффекта в виде изчезновения инфильтрации и рубцевания каверн, при этом прекращение бактериовыделения достигнуто у 91,6 % больных [60]. Е.А. Шиткова, используя клапан у 40 пациентов деструктивным осложненным туберкулезом легких, достигла полного клинического эффекта у 77 % больных [159].

Сотрудники Центрального НИИ туберкулеза, используя на фоне химиотерапии эндобронхиальный обратный клапан у 65 больных фиброзно-кавернозным туберкулезом с лекарственной устойчивостью возбудителя, добились закрытия полостей распада у 60 % пациентов, подготовить к хирургическому лечению 18,5 % человек [119]. Л.Е. Гедымин исследовал резецированные участки легких у 11 больных, оперированных после использования эндобронхиального клапана. Применение данного метода позволило успешно подготовить к операции этих пациентов, добившись значительного уменьшения деструктивных изменений, ранее эти лица считались неоперабельными. Заживление туберкулезных изменений происходило за счет выраженной клеточной реакции в обоих легких, плевре и лимфатических узлах. Все эти реакции наблюдались в более сжатые сроки по сравнению с заживлением на фоне только химиотерапии [43].

Щадящая тактика вышеуказанного метода открывает новые возможности для повышения эффективности коллапсохирургических вмешательств с целью ликвидации деструктивных изменений после торакопластик у большинства пациентов. Этот способ позволяет минимизировать количество последующих резекций коллабированных отделов легких, за счет этого соблюдается основополагающие деонтологические принципы: доступность, малоинвазивность при энергичном и высокоэффективном лечении и максимальное сохранение дыхательной и сердечно-сосудистой системы, т.к. успех хирургического лечения во многом зависит от применения оперативных пособий, причиняющих наименьший функциональный ущерб.

Описанный метод представляется нам весьма перспективным у данной отягощенной категории пациентов для разработки наиболее оптимальной системы лечения больных распространенным фиброзно-кавернозным туберкулезом легких, что и явилось поводом для диссертационного исследования.

Остеопластическая торакопластика, дополненная установкой эндобронхиального клапана, в комплексном лечении больных распространенным фиброзно-кавернозным туберкулезом легких
(глава написана в соавторстве с А.В. Левиным)

В Новосибирском НИИ туберкулеза в лечении больных распространенным деструктивным туберкулезом легких успешно применяется коллапсохирургическая операция - остеопластическая торакопластика, с помощью которой у большинства больных удавалось ликвидировать полости распада, у остальных пациентов - стабилизировать процесс, создав благоприятные условия для проведения резекции легкого [209, 14, 96, 103, 104, 15, 6, 57, 105]. Дополнительная резекция легкого, являющаяся достаточно травматичным вмешательством, требуется в 35 % случаев, когда в коллабированных отделах легких после остеопластической торакопластики сохраняются каверны. Среди больных деструктивным туберкулезом с МЛУ возбудителя дополнительная резекция потребуется еще у большего числа (46%) пациентов, так как закрытие каверн терапевтическим путем происходит лишь в 36 % случаев [106]. Эти обстоятельства побудили к поиску возможностей усиления коллабирующих свойств остеопластической торакопластики с целью повышения её эффективности.

Факт высокой эффективности метода временной бронхиальной окклюзии путем установки эндобронхиального клапана, успешно применяемой у больных туберкулезом с впервые выявленными деструктивными процессами в легких [117, 243], послужил основой к разработке принципиально новой методики комбинированного лечения больных фиброзно-кавернозным туберкулезом с использованием остеопластической торакопластики в сочетании с установкой эндобронхиального клапана на фоне интенсивной химиотерапии.

Проведено рандомизированное исследование 291 больного распространенным фиброзно-кавернозным туберкулезом. Всем пациентам была выполнена остеопластическая торакопластика. В основную группу вошли 158 человек, которым после операции был установлен эндобронхиальный клапан. Пациенты, вошедшие в группу сравнения (n=133), после операции получали идентичное лечение без клапанной бронхоблокации.

К моменту поступления в хирургическое отделение у всех больных туберкулез носил распространенный характер, в том числе двухсторонняя локализация процесса выявлена у 44 (27,8±3,6%) пациентов основной группы и у 27 (19,5±3,4%) группы сравнения (p=0,1, χ^2). Рентгенологические признаки неуклонного прогрессирования специфического процесса в виде нарастающей в динамике перикавитарной инфильтрации с обширным обсеменением сегментов легких выявлены у большинства пациентов наблюдаемых групп – у 138 (87,3±2,7%) в первой и у 112 (84,2±3,2%) во второй (p=0,4, χ^2).

Наиболее часто каверны определяли в верхней доле или в верхней доле и шестом сегменте легких у изучаемых больных. У половины пациентов в каждой группе наблюдения локализация каверн выходила за пределы верхней доли. Поликавернозное поражение легочной ткани (две и более каверны) отмечено у 95 (60,1±3,9%) больных основной группы и у 82 (61,7±4,2%) пациентов группы сравнения (p=0,8, χ^2). Двухстороннее субтотальное обсеменение легких наблюдали в 140 (88,6±2,5%) и 107 (80,5±3,5%) случаях (p=0,053, χ^2), свежие инфильтративные фокусы в противоположном легком – у 32 (20,3±3,2%) и 25 (18,8±3,4%) пациентов (p=0,8, χ^2).

Несмотря на предшествующую интенсивную полихимиотерапию, перед операцией бактериовыделение сохранялось у 141 (89,2±2,4%) и 119 (89,5±2,7%) пациентов (p=0,9, χ^2). Массивным оно было у 106 (75,2±3,6%) и 98 (82,4±3,5%) больных-бактериовыделителей (p=0,16, χ^2). Множественная лекарственная устойчивость возбудителя выявлена у 119 (75,3±3,4%) и 94 (70,7±4,0%) человек среди всех исследуемых пациентов (p=0,37, χ^2).

Проявления дыхательной недостаточности наблюдали у большинства изучаемых пациентов. Так, основные показатели дыхательной функции соответствовали нормативным значениям только у 16 (10,1±2,4%) и 13 (9,8±2,6%) пациентов наблюдаемых групп (p=0,9, χ^2). Данный факт можно объяснить распространененностью специфического процесса, а также часто встречающейся сопутствующей хронической обструктивной болезнью легких – в 47 (29,7±3,6%) и 38 (28,6±3,9%) случаев (p=0,8, χ^2).

Гнойный эндобронхит диагностирован у 112 (70,9±3,6%) и 84 (63,2±4,2%) пациентов, что затруднило возможность применения хирургического лечения и значительно увеличило длительность периода предоперационной подготовки (p=0,16, χ^2). Специфическое поражение трахеобронхиального дерева было констатировано в 89 (56,3±3,9%) и 60 (45,1±4,3%) наблюдений (p=0,057, χ^2). Наличие туберкулеза бронхов явилось прямым противопоказанием к выполнению резекционных вмешательств.

Гнойный эндобронхит диагностирован у 112 (70,9±3,6%) и 84 (63,2±4,2%) пациентов, что затруднило возможность применения хирургического лечения и значительно увеличило длительность периода предоперационной подготовки (p=0,16, χ^2). Специфическое поражение трахеобронхиального дерева было констатировано в 89 (56,3±3,9%) и 60 (45,1±4,3%) наблюдений (p=0,057, χ^2). Наличие туберкулеза бронхов явилось абсолютным противопоказанием к выполнению резекционных вмешательств.

Таким образом, в настоящем исследовании участвовала наиболее сложная для лечения когорта больных распространённым фиброзно-кавернозным туберкулёзом лёгких, с нестабильным, волнообразным течением, частыми обострениями, приводящими к неуклонному прогрессированию процесса. У большинства наблюдаемых пациентов сохранялись явления интоксикации, обильное бактериовыделение, специфическое поражение трахеобронхиального дерева, признаки дыхательной недостаточности. Очевидно, что консервативная химиотерапия у данного контингента больных оказалась несостоятельной и требовалась консультация фтизиохирурга. Из имеющихся в арсенале хирургических пособий в условиях распространённости специфического процесса с поражением трахеобронхиального дерева остается остеопластическая торакопластика.

Хирургами Новосибирского НИИ туберкулеза постоянно совершенствуется техника остеопластической торакопластики, разрабатываются предложения, направленные на повышение эффективности данной операции и снижение ее травматичности [патент РФ № 2312616 от 21.12.2007]. В данной работе разработан оригинальный метод мобилизации I ребра, простой в исполнении, менее травматичный, обеспечивающий более прочную фиксацию ребер в «блок» и исключающий развитие несостоятельности «блока» остеопластической торакопластики. Также предложен новый способ формирования реберного «блока», при котором усиливается коллабирующий эффект операции. Реберный каркас выполняет несколько полезных функций. Во-первых, он создает дополнительный и более надежный коллапс оставшейся части легкого. Во-вторых, его сохранение предупреждает флотацию органов средостения и грудной стенки, а в более отдаленные сроки препятствует деколлабированию легкого, что благоприятно сказывается как на течении послеоперационного периода, так и на отдаленных результатах. В-третьих, с применением рёберного «блока» отпала необходимость наложения давящей повязки, что приводит к сохранению дренажной функции бронхов, функциональной способности лёгких у больных и дает преимущества в экономии перевязочного материала.

Принципы проведения резекции легкого из-под остеопластической торакопластики – те же, что и в стандартном варианте, чего нельзя сказать о резекции легкого после обычной верхне-задней или расширенной торакопластики. В последнем случае возникают значительные трудности при выделении коллабированной части легкого из узкого парамедиастинального канала [209, 96, 103, 207, 15, 6].

В связи с угрозой тяжелых плевро-легочных осложнений или прогрессирования процесса стандартная резекция легкого больным исследуемых групп была противопоказана. Всем пациентам проведена остеопластическая торакопластика (173 операции в первой группе и 147 – во второй). В обеих группах преобладал пятиреберный вариант операции – у 155

(89,6±2,3%) и 127 (86,4±2,8%) больных соответственно (р=0,7, χ^2). Распространенность процесса побудила применить шестиреберный вариант у 10 (5,8±1,8%) и 10 (6,8±2,1%) наблюдаемых лиц (р=0,3, ТТФ). Удалось прооперировать 122 (77,2±3,3%) больных первой группы и 94 (70,7±4,0%) - второй с интраоперационной кровопотерей менее 500 мл благодаря щадящему подходу к выполнению остеопластической торакопластики, применению при рассечении мягких тканей и сосудов межреберий хирургических насадок аппаратов Harmonic и Ligasure, тщательному гемостазу с использованием гемостатических приемов и средств, управляемой гипотонии (р=0,2, χ^2).

Единственным операционным осложнением, возникшим во время операции, был травматический пневмоторакс, его наблюдали у 28 (17,7±3,0%) и 21 (15,8±3,2%) оперированного больного (р=0,66, χ^2). Методика ликвидации травматического пневмоторакса дренированием обеспечивала благоприятный исход еще на операционном столе, намеченный план выполнения операции не меняли.

Послеоперационный период у большинства больных протекал гладко. Осложнения наблюдали у 35 (22,2±3,3%) и 40 (30,1±4,0%) пациентов (р=0,1, χ^2). Из-за прогрессирования специфического процесса умерло два человека в группе сравнения.

Всем больным, получающим лечение с применением данной методики, выполнена установка эндобронхиального клапана, в среднем, через 20,7±2,1 дней после операции. Процедуру проводили в плановом порядке, когда пациенты уже активно передвигались, им удалены дренажи из экстраплевральной полости, сняты швы. Большинству из них – 150 (94,9±1,7 %) больным установка эндобронхиального клапана выполнена под общей анестезией. Осложнений при установке клапана не наблюдали. После установки клапана на 2-3 сутки у 3 больных возник обтурационный гнойный бронхит. Этим пациентам удалили эндобронхиальный клапан, провели антибактериальную терапию с учётом чувствительности патогенной микрофлоры к антибиотикам, ингаляционную терапию с бронхо- и муколитиками (беродуал, амбросан, лазолван, ацетилцистеин), санационные бронхоскопии. После купирования симптомов гнойного бронхита установка эндобронхиального клапана была выполнена повторно, обтурационный гнойный бронхит не рецидивировал.

Миграцию эндобронхиального клапана (смещение, откашливание) наблюдали у 16 (10,1±2,4%) пациентов, в сроки от 1 часа после установки до 3 суток. Всем этим больным выполнили фибробронхоскопию с удалением мигрировавшего эндобронхиального клапана и повторной установкой клапана необходимого диаметра.

Бронхообструктивный синдром после установки эндобронхиального клапана возник у 5 (3,2±1,4%) человек. У всех пациентов он купирован после применения беродуала или атровента, препаратов эуфиллина и системного назначения преднизолона.

Таким образом, после установки эндобронхиального клапана осложнения выявлены у 24 (15,2±2,9%) пациентов, были устранимы в условиях специализированного лечебного учреждения и не вызывали ухудшения клинического течения туберкулёза лёгких.

Длительность временной окклюзии в среднем составила 264,5±21,2 дней, колебалась от 5 до 19 месяцев. Сроки временной окклюзии у каждого пациента определяли индивидуально с учетом распространенности процесса, клинико-рентгенологической динамики и динамики бактериовыделения. В целом, период временной окклюзии у всех больных протекал удовлетворительно. Осложнения, возникшие в первые дни после установки клапана, были ликвидированы и, в дальнейшем, вновь не возникали.

Результаты исследования. Применение остеопластической торакопластики в обеих группах привело к послеоперационному снижению функциональных показателей на 8-10%, отмечалось снижение ЖЕЛ на 7,4 % в основной группе и на 8,5% в группе сравнения. Последующая установка эндобронхиального клапана не усугубила данный показатель у пациентов основной группы. Данный факт мы объясняем тем, что временная окклюзия бронхов привела к ателектазу уже коллабированных сегментов легких вследствие остеопластической торакопластики, а также тем, что блокируемые сегменты значительно поражены специфическим деструктивным процессом и принимали незначительное участие во внешнем дыхании. После удаления эндобронхиального клапана существенного увеличения показателей ФВД также не отмечено (увеличение ЖЕЛ на 1,6% и 1,5 % в наблюдаемых группах).

Применение метода остеопластической торакопластики, дополненной установкой эндобронхиального клапана, обеспечило прекращение бактериовыделения у 103 (73,0±3,7%) пациентов основной группы из 141 больного с бактериовыделением (RR = 1,43, 95% ДИ = 1,33 – 1,52), причем у большинства пациентов – 96 человек (68,1±3,9%) – в течение первых трех месяцев после операции. Во второй группе, где больным применяли только остеопластическую торакопластику, аналогичные показатели были ниже. Только у 61 (51,3±4,6%) из 119 оперированных бактериовыделителей достигнуто прекращение бактериовыделения (p=0,0003, χ^2), в течение первых трех месяцев – у 42 (35,3±4,4%) человек.

Благодаря достижению коллапса легкого под остеопластической торакопластикой и ателектаза после временной окклюзии бронхов у больных первой группы удалось добиться закрытия каверн у 115 (72,8±3,6%) человек (RR = 1,49, 95 % ДИ = 1,39 - 1,59). В группе сравнения ликвидацию полостей распада наблюдали менее, чем у половины пациентов – в 65 (48,9±4,3%) случаях (p=0,00001, χ^2).

После операции больных переводили для продолжения лечения в терапевтические отделения, где они продолжали получать комплексную противотуберкулезную терапию. Непосредственные результаты лечения наблюдаемых пациентов в основной группе оценивали после удаления эндобронхиального клапана и полного клинико-рентгенологического обследования, в группе сравнения – через 1 год после операции.

К этим срокам в основной группе значительное улучшение было достигнуто у 125 (79,1±3,3%) больных. У всех этих пациентов применение остеопластической торакопластики, дополненной установкой эндобронхиального клапана, позволило добиться прекращения бактериовыделения и закрытия фиброзных полостей распада (RR = 1,57, 95% ДИ = 1,46 - 1,68).

В группе сравнения благодаря применению остеопластической торакопластики значительное улучшение было достигнуто только у половины пациентов – в 67 (50,3±4,3%) случаях (p=0,00001, χ^2).

У 9 (5,7±1,8%) больных первой и 9 (6,8±2,2%) пациентов второй группы (p=0,44, ТТФ) после операции отмечено прогрессирование туберкулеза в виде нарастания явлений инфильтрации в оперированном и противоположном легком, увеличения размеров каверн, сохранения массивного бактериовыделения. После остеопластической торакопластики от острого прогрессирования туберкулеза и легочно-сердечной недостаточности умерло 3 больных в наблюдаемых группах. Одна пациентка в основной группе умерла по причине, не связанной с туберкулезом.

У 22 (13,9±2,8%) больных первой и у 55 (41,4±4,3%) – второй группы (p=0,00001, χ^2) после остеопластической торакопластики отмечали положительную динамику, которую расценили как улучшение: уменьшение размеров каверн, стихание явлений инфильтрации, снижение массивности бактериовыделения. У этих пациентов остеопластическая торакопластика вызвала благоприятные сдвиги в течении специфического процесса, что определило целесообразность дополнительной резекции легкого в связи с сохраняющимися кавернами и бактериовыделением, признаками распада.

Применение эндобронхиальной окклюзии после остеопластической торакопластики позволило большинству пациентов основной группы избежать в дальнейшем дополнительных хирургических методов ликвидации каверн, которые после удаления клапана были выполнены только у 8 (5,1±1,7%) человек (RR = 5,35, 95% ДИ = 4,79 - 5,9). Во второй группе, где после остеопластической торакопластики больные продолжили лечение без применения эндобронхиального клапана, в 36 (27,1±3,9%) случаях потребовалась дополнительная резекция по поводу сохраняющихся каверн в коллабированном легком (p=0,00001, χ^2), еще одному пациенту после остеопластической торакопластики выполнили кавернотомию.

Среди больных основной группы, оперированных после удаления эндобронхиального клапана, послеоперационных осложнений не было. У всех этих пациентов произошло закрытие полостей распада и прекращение бактериовыделения хирургическим путем. При патоморфологическом исследовании резекционного материала признаки активного туберкулезного процесса наблюдали только у одного пациента, у остальных отмечали признаки стабилизации и наклонность к репарации.

В группе сравнения у 7 (19,4±6,6%) больных после резекции легкого послеоперационный период осложнился развитием прогрессирования туберкулеза. Среди них у 3 человек применение интенсивной химиотерапии позволило добиться относительной стабилизации процесса, в 4 случаях прогрессирование туберкулеза привело к развитию легочно-сердечной недостаточности и летальному исходу. Патоморфологически у 31 больного второй группы, перенесшего резекцию легкого, отмечали признаки активного процесса – каверны были трехслойные, неправильной формы, внутренняя поверхность была покрыта массами творожистого некроза. В окружающей каверну легочной ткани находили свежие отсевы и инфильтративно-пневмонические фокусы.

Таким образом, дополнительная резекция легкого позволила повысить эффективность комплексного лечения у 8 (5,1±1,7%) пациентов основной группы и у 29 (21,8±3,6%) группы сравнения (p=0,00001, ТТФ). Таким образом, на данном этапе значительное улучшение было достигнуто у 133 (84,2±2,9%) больных основной группы и у 96 (72,2±3,9%) – группы сравнения (p=0,013, χ^2). Умерло 2 (1,3±0,9%) пациента основной группы после остеопластической торакопластики, дополненной установкой эндобронхиального клапана и 6 (4,5±1,8%) человек группы сравнения (p=0,09, ТТФ), при этом во второй группе летальный исход возник у 4 (11,1±5,3%) больных после дополнительной резекции легкого по поводу сохраняющихся каверн в коллабированном легком.

Большинство ведущих российских специалистов указывают на необходимость повышения хирургической активности в отношении впервые выявленных больных [160, 155, 233, 166]. Были проанализированы результаты применения остеопластической торакопластики, дополненной установкой эндобронхиального клапана у больных туберкулезом легких, выявленным в течение первых 2 лет и с давностью заболевания более 2 лет. Для этого 158 пациентов основной группы распределили на две подгруппы. Подгруппу А составили 93 человека, у которых от выявления туберкулеза легких до оперативного вмешательства прошло менее двух лет. Остальные 65 больных фиброзно-кавернозным туберкулезом, болеющие более двух лет, вошли в подгруппу В. Результаты лечения оценивали после удаления эндобронхиального клапана.

В результате проведенного лечения значительное улучшение наступило у 80 (86,0±3,6%) больных подгруппы А и у 45 (69,2±5,7%) подгруппы В (p=0,01, χ^2) (RR = 1,5, 95 % ДИ = 1,4 - 1,6). Улучшение в виде сохраняющихся уменьшившихся каверн и олигобациллярности наступило в 8 (8,6±2,9%) и в 14 (21,5±2,1 %) случаях в анализируемых подгруппах соответственно (p=0,02, ТТФ). Среди этих пациентов четверым в подгруппе А и четверым в подгруппе В были успешно выполнены дополнительные резекционные вмешательства, что позволило повысить показатель значительного улучшения в подгруппе А до 90,3±3,1% и в подгруппе В до 75,4±5,3% (p=0,0002, χ^2).

Таким образом, эффективность метода остеопластической торакопластики, дополненной установкой эндобронхиального клапана выше среди больных, оперированных в первые два года с момента выявления заболевания, что диктует необходимость раннего применения предлагаемой тактики хирургического лечения сложного контингента больных распространенным фиброзно-кавернозным туберкулезом.

Отдаленные результаты прослежены у всех исследуемых пациентов. Длительность наблюдения составила от 1,5 до 3,5 лет. Из 156 больных основной группы клиническое излечение достигнуто у 129 (82,7±3,0%) человек (RR = 1,16, 95 % ДИ = 1,11 - 1,2). У 19 (12,2±2,6%) пациентов наблюдали обострение туберкулеза, и после длительной химиотерапии отметили формирование хронического процесса. У 8 пациентов (5,1±1,8%) констатирована реактивация туберкулезного процесса: у 5 из них – вследствие неэффективного долечивания из-за отсутствия препаратов резервного ряда во фтизиатрических учреждениях по месту жительства, у 2 – из-за нарушения больными режима приема противотуберкулёзных лекарств, а у 1 больного – вследствие развившейся тотальной лекарственной устойчивости. Один (0,6±0,6%) из этих пациентов умер от прогрессирования специфического процесса и нарастающей полиорганной недостаточности.

Обнаружена тенденция худшего достижения клинического излечения во второй группе – из 127 человек клиническое излечение достигнуто у 94 (74,1±3,9%) больных (p=0,076, χ^2). Отмечены значимые различия между исследуемыми группами по количеству случаев, в которых в отдаленный период наблюдения наступил летальный исход (p=0,034, ТТФ). По остальным показателям различия незначимы (p>0,05). У 21 (16,5±3,3%) пациента второй группы констатировано формирование хронического процесса. У 12 (9,4±2,6%) больных выявлено прогрессирование туберкулезного процесса, из них 6 (4,7±1,9%) умерли. Прогрессирование туберкулезного процесса и неудовлетворительные исходы во всех группах в отдаленные сроки наблюдения наступили у тех пациентов, у которых послеоперационный период протекал с осложнениями, а также у тех больных, которые после операции, несмотря на рекомендации, не получили эффективного лечения.

Подводя итог, следует отметить, что в результате проведенного лечения, удалось добиться весьма удовлетворительных отдаленных результатов у сложной категории больных с тяжелыми клиническими проявлениями заболевания, нестабильным течением процесса, плохо поддающихся химиотерапии и представляющих высокую эпидемиологическую опасность.

Заключение.

Фиброзно-кавернозный туберкулез лёгких у больных, отобранных для остеопластической торакопластики, характеризуется прогрессирующим течением, массивным бактериовыделением с наличием множественной лекарственной устойчивости возбудителя, дыхательной недостаточностью, распространённостью каверн за пределы верхней доли, специфическим поражением трахеобронхиального дерева, что делает резекционное вмешательство противопоказанным из-за высокого риска развития тяжелых плевро-легочных осложнений.

Предлагаемая тактика комплексного хирургического лечения позволяет повысить эффективность лечебных мероприятий: в основной группе чаще наблюдали прекращение бактериовыделения, закрытие полостей распада, значительное улучшение. Дополнительная установка эндобронхиального клапана после остеопластической торакопластики сокращает число лиц, которым в дальнейшем может потребоваться дополнительная резекция легкого.

Применение эндобронхиального клапана не усугубляет функцию внешнего дыхания у больных, которым была выполнена остеопластическая торакопластика. Небольшое количество операционных и послеоперационных осложнений, низкий показатель послеоперационной летальности при выполнении модифицированного варианта остеопластической торакопластики, а также хорошая переносимость эндобронхиальной окклюзии с редкими, легко устранимыми осложнениями, позволяет расширить возможности хирургической помощи больным распространенным фиброзно-кавернозным туберкулезом.

Непосредственная эффективность остеопластической торакопластики, дополненной установкой эндобронхиального клапана, достоверно более высока у пациентов, оперированных в течение первых двух лет после выявления туберкулёза лёгких (86,0±3,6%), чем среди больных, которым хирургическое лечение выполнено в более поздние сроки (69,2±5,7%), что диктует необходимость более раннего применения предлагаемой тактики лечения.

Остеопластическая торакопластика в сочетании с клапанной бронхоблокацией показала значимый клинический эффект у больных распостанённым фиброзно-кавернозным туберкулёзом лёгких в отдалённом периоде наблюдения, что свидетельствует о высокой эффективности предлагаемой тактики хирургического лечения.

Таким образом, модифицированная остеопластическая торакопластика, дополненная установкой эндобронхиального клапана может быть применена больным распространенным фиброзно-кавернозным туберкулезом, которым резекция легкого противопоказана или связана с высоким риском развития тяжелых плевро-легочных осложнений. Остеопластическая торакопластика, дополненная установкой эндобронхиального клапана показана при расположении каверн в верхней доле или в верхней доле и шестом сегменте одного или обоих легких, и в зависимости от распространенности процесса, выполняется в четырех-, пяти- и шестиреберном вариантах. Предлагаемый метод успешно выполним при распространенности туберкулезного процесса, его прогрессирующем течении, наличии массивного бактериовыделения, специфическом поражении трахеобронхиального дерева, дыхательной недостаточности I-II степени тяжести. Четырехреберный вариант операции показан при распространенном фиброзно-кавернозном туберкулезе легких с наличием единичных или множественных каверн только в верхней доле одного или обоих легких с очаговым обсеменением нижележащих отделов или противоположного легкого, в фазе относительной стабилизации или прогрессирования, при туберкулезном воспалении в трахеобронхиальном дереве, когда сохраняющаяся активность процесса, очаги диссеминации или снижение функциональных резервов исключают возможность использования резекции легкого. Пятиреберный вариант показан при кавернозном поражении верхней доли и частично шестого сегмента при тех же фазах процесса. Шестиреберный вариант остеопластической торакопластики показан при поликавернозном поражении верхней доли и полностью шестого сегмента легкого для усиления коллабирующего эффекта этой операции при тех же фазах процесса. Последующая установка эндобронхиального клапана, создающая временную лечебную окклюзию кавернизированных отделов легкого, показана всем пациентам, перенесшим остеопластическую торакопластику и не имеющих противопоказаний.

Установка эндобронхиальных клапанов производится в условиях бронхологического кабинета под общей или местной анестезией. При наличии каверн в верхней доле легкого клапан устанавливается в верхнедолевой бронх, если полостные изменения локализованы и в шестом сегменте, дополнительно блокируется шестой сегментарный бронх клапаном соответствующего размера. Клапан рекомендуется устанавливать через 14-21 день после операции. Длительность временной окклюзии у каждого больного определяется индивидуально с учетом рентгенологической динамики и может варьировать от 6 до 12 месяцев.

Предлагаемый метод остеопластической торакопластики, дополненной установкой эндобронхиального клапана, более эффективен в первые два года заболевания туберкулезом легких, поэтому рекомендуется к применению в возможно более ранние сроки.

Литература

1. Аветисян А.О. Профилактика специфических послеоперационных осложнений у больных лекарственно-резистентным фиброзно-кавернозным туберкулезом легких с применением препарата Глутоксим: Автореф. дисс. канд. мед. наук.- Санкт-Петербург, 2003.

2. Алиев К.Л. Хирургический метод лечения больных с мультирезистентными формами туберкулеза легких / К.А. Алиев, Ф.А. Меджидов // Туберкулез сегодня: Материалы VII Всероссийского съезда фтизиатров.- Москва, 2003. – С.267.

3. Амбулаторная терапия больных туберкулезом легких. Бактерицидный метод / И.Г. Урсов, В.А. Краснов, Т.А. Боровинская и др. – Новосибирск: Изд-во ин-та Теплофизики, 2003. – 123 с.

4. Аминев Х.К. Возможности хирургического лечения больных с лекарственной устойчивостью микобактерий туберкулеза / Х.К. Аминев, З.Р. Гарифуллин // Туберкулез сегодня: Материалы VII Всероссийского съезда фтизиатров.- Москва, 2003. – С.268.

5. Анализ рецидивов у больных туберкулёзом, пролеченных по протоколам ВОЗ / П.Н. Голубчиков, А.К. Стрелис, В.Т. Голубчикова, Г.В. Янова // Туберкулез сегодня: Материалы VII Всероссийского съезда фтизиатров.- Москва, 2003. – С.11.

6. Андренко А.А. Хирургическое лечение больных с запущенными формами деструктивного туберкулеза обоих легких: Автореф. дис. докт. мед. наук. – Новосибирск, 1998. – 37 с.

7. Андренко А.А. Остеопластическая торакопластика с одномоментной резекцией легкого в хирургии распространенного деструктивного туберкулеза легких / А. А. Андренко, Д. Е. Омельчук // Пробл. туберкулеза. – 2003. – № 2. – С. 39–40.

8. Антелава Н.В. Торакопластика при лечении больных легочным туберкулезом / Н.В.Антелава // Проблемы туберкулеза. – 1953. - № 3. - С. 67 - 70.

9. Асанов Б.М. Новые подходы хирургического лечения двустороннего деструктивного туберкулеза легких // Международный конгресс «Актуальные направления современной кардио-торакальной хирургии». Сборник тезисов. СПб., 2009. – С. 26.

10. Асанов Б.М. Экстраплевральный селективный баллонный коллапс легкого – новый метод хирургического лечения распространенного деструктивного туберкулеза легких / Б.М. Асанов, Д.Б. Гиллер, Д.В. Янголенко // Туберкулез и болезни легких. – 2011.- №4.- С.40-41.

11. Бадалов Р.К. Повышение эффективности хирургического лечения больных осложнённым деструктивным туберкулёзом лёгких: Автореф. дисс… доктора мед. наук. – М., 2003. – 39 с.

12. Баранчукова А.А. Возможности 2-4-месячного коллапса легкого при внутривенной интермиттирующей химиотерапии больных распространенным деструктивным туберкулезом: Автореф. дис. канд. мед. наук. - Новосибирск, 1998. - 17 с.

13. Багдасарян Т.Р. Искусственный пневмоперитонеум в комплексном лечении больных туберкулёзом легких, выделяющих лекарственно-устойчивые микобактерии туберкулеза / Т.Р. Багдасарян, И.А. Васильева, А.Т. Сигаев, В.И. Чуканов // Проблемы туберкулеза. – 2006. - № 8. - С. 23 - 26.

14. Белявский В.Е. Остеопластическая торакопластика в комплексном лечении больных деструктивным туберкулезом легких: Автореф. дис. канд. мед. наук. - Новосибирск, 1979. – 26 с.

15. Белявский В.Е. Пути расширения показаний к хирургическому лечению больных фиброзно-кавернозным туберкулезом легких / В.Е. Белявский, А.И. Боровинский // Проблемы туберкулеза.- 1995.-№6.-С.22-25.

16. Бижанов А.Б. Коррекция искусственного пневмоторакса с применением видеоторакоскопии в лечении больных деструктивным туберкулезом легких / А.В. Бижанов, Д.Б. Гиллер // Международный конгресс «Актуальные направления современной кардио-торакальной хирургии». Сборник тезисов. СПб., 2009. – С. 30.

17. Бижанов А.Б. Коллапсотерапевтические и коллапсохирургические методы лечения деструктивного туберкулеза легких у впервые выявленных больных / Бижанов А.Б., Хасаншин Г.С., Тришина Л.В. и др. // Материалы научно-практической конференции «Актуальные проблемы хирургического лечения туберкулеза и сопутствующих заболеваний легких» Сборник статей. М., 2010. – С. 23-26.

18. Богадельникова И.В. Туберкулёз органов дыхания. Фтизиатрия: национальное руководство / под ред. М.И. Перельмана. – М., 2007. – С. 296.

19. Богданов К.А. Сравнительная оценка результатов пневмонэктомий при одностороннем и двустороннем фиброзно-кавернозном туберкулезе легких / Богданов К.А., Дубровский А.В., Диденко Г.В., Куштан И.В. // Материалы научно-практической конференции «Актуальные проблемы

хирургического лечения туберкулеза и сопутствующих заболеваний легких» Сборник статей. М., 2010. – С. 31-32.

20. Богородская Е.М. Сравнение первых результатов мониторинга химиотерапии больных туберкулезом легких в России с традиционными показателями ф. 33 / Е.М. Богородская, К.Г. Пучков, М.И. Перельман // Туберкулез в России: Материалы VIII Рос. съезда фтизиатров. М., 2007. - С. 47.

21. Богородская Е.М. Пути совершенствования организации лечения больных туберкулезом: Автореф. дис. докт. мед. наук. – Москва, 2009. – 37 с.

22. Богуш Л.К. Операция одномоментной декостации верхушки легкого при туберкулезе с кавернами, расположенными кпереди и медиально / Л.К. Богуш // Проблемы туберкулеза. – 1936. - №3. - С.358-367.

23. Богуш Л.К. Новая методика закрытия верхушечных каверн путем экстраплеврального пневмолиза с фиксацией отслоенной верхушки легкого ребром на мышечной ножке / Л.К. Богуш // Проблемы туберкулеза. – 1945. - №4. – С.42-50.

24. Богуш Л.К. Хирургическое лечение туберкулеза легких / Л.К. Богуш. - Москва: Медицина, 1979.- 296 с.

25. Бойцов В.Н. Хирургическая тактика и результаты лечения при профузных лёгочных кровотечениях / В.Н. Бойцов, А.А. Рунович, Г.Л. Грядасов // Грудная хирургия. - 1981. - № 4. - С.53-36.

26. Бондарь Н.И. Модификация расширенной торакопластики с пневмолизом и фиксацией верхушки легкого / Н.И. Бондарь, Е.П. Сидорова // Проблемы туберкулеза.–1952. –№ 4. – С. 59-63.

27. Боровинский А.И. Селективный коллапс и открытое лечение каверн при распространенном фиброзно-кавернозном туберкулезом легких / А.И. Боровинский, И.Г. Урсов, В.А. Краснов. – Новосибирск: ГП «Новосибирский полиграфкомбинат», 2004. – 190 с.

28. Боровицкий В.С. Течение фиброзно-кавернозного туберкулеза легких в противотуберкулезных пенитенциарных учреждениях / Боровицкий В.С., Мишин В.Ю. // XX Национальный конгресс по болезням органов дыхания: Сб.науч.трудов.–Москва,2010.– С.363-364.

29. Бош Р.К. Частичная резекция легкого с одномоментной корригирующей остеопластической торакопластикой / Р.К.Бош // Проблемы туберкулеза. – 1967. - №6. – С.36-39.

30. Брукер И.Е. Торакопластика с апиколизом в лечении больных с фиброзно-кавернозным туберкулезом легких: Автореф. дис. канд. мед. наук. – Душанбе, 1965. – 27 с.

31. Бусуек Г.П. Эпидемиологические аспекты современной эпидемиологической ситуации в России / Г.П. Бусуек, И.А. Шагинян, Г.А. Александрова // Вестн. Росс. АМН. – 2005. - № 8. С. 26

32. Васильев А.В. Лечение больных туберкулезом с лекарственной устойчивостью возбудителя (сборник пособий для врачей) / А.В.Васильев // Большой целевой журнал.- 2000.- № 9.- С.34-37.

33. Возможности искусственного пневмоторакса в лечении деструктивного туберкулеза легких в современных условиях / А.А. Андренко, М.В. Федорова, А.В. Свистельник, Н.А. Таджиева // Актуальные вопросы современной медицины: Тезисы докл. V науч. практ. конф.- Новосибирск, 1995. - С.22-25.

34. Возякова Т.Р. Предварительные итоги апробации рекомендаций ВОЗ по борьбе с туберкулезом в Чувашской республике / Т.Р. Возякова, Л.В. Афанасьева, О.Е. Стебловская // Проблемы туберкулеза и болезней легких. – 2006.- №5.- С.16-19.

35. Воробьев А.А. Варианты торако-каверно-миопластических вмешательств в хирургии туберкулеза легких / А.А. Воробьев, В.П. Стрельцов, А.В. Дубровский // Актуальные вопросы торакальной хирургии. – Краснодар, 2000. – С.71-73.

36. Временная окклюзия бронхов при лёгочных кровотечениях / Э.И. Альтман, В.А. Попов, В.У. Шейкин и др. // Грудная хирургия. - 1987. - № 2. - С.63-64.

37. Временная эндобронхиальная окклюзия при хирургических заболеваниях лёгких / А.П. Доценко, В.В. Пироженко, П.П. Шипулин и др. // Грудная хирургия. - 1988. - № 6. - С.59-62.

38. Выявление туберкулеза в современных условиях / Д.Ф.Аяцков, В.М.Марон, В.И.Завалев и др.- Саратов, 2001.- 156 с.

39. Газалиев М.Б. Роль торакопластики в лечении деструктивных форм туберкулеза легких / М.Б. Газалиев, М.И. Кутиев, И.М. Газалиев // Материалы научно-практической конференции «Актуальные проблемы хирургического лечения туберкулеза и сопутствующих заболеваний легких» Сборник статей. М., 2010. – С. 44-45.

40. Гарифуллин З.Р. Оптимизация хирургического лечения больных туберкулезом органов дыхания с лекарственной устойчивостью возбудителя // Проблемы туберкулеза и болезней легких. – 2007.- №6.- С.9-13.

41.	Гарифуллин З.Р. Эффективность хирургического лечения больных лекарственно-устойчивым туберкулёзом органов дыхания в зависимости от характера течения заболевания / З.Р. Гарифуллин, Х.К. Аминев // Туберкулёз и болезни лёгких. – 2009. - № 7. – С. 41 – 46.

42.	Гармсен Б.М. Верхняя торакопластика с аполизом и фиксацией опущенной верхушки / Б.М. Гармсен // Проблемы туберкулеза. – 1941. - №7-8. – С.14-22.

43.	Гедымин Л.Е. Морфологические аспекты заживления туберкулеза при использовании в комплексном лечении эндобронхиального клапана / Л.Е.Гедымин, О.В. Ловачева, Ю.В. Туровцева // Туберкулез и болезни легких. – 2011.- №4.- С.100-101.

44.	Гераськин В.И. Временная окклюзия бронхов в лечении поджатого лёгкого / В.И. Гераськин, О.Ф. Штыхно, Б.В. Кулешов // Хирургия. - 1974. - № 7. - С.36—42.

45.	Гиллер Д.Б. Экстраплевральная торакопластика сегодня / Д.Б. Гиллер, Б.М. Гиллер, Г.В. Гиллер // Актуальные вопросы торакальной хирургии: Сб. тезисов междун. конф. – Краснодар. – 2000. – С.74-75.

46.	Гиллер Д.Б. Эффективность экстраплевральной торакопластики при туберкулезе легких / Д.Б. Гиллер // Проблемы туберкулеза. – 2002. – № 11. - С. 32–33.

47.	Гиллер Д.Б. Преимущества хирургического лечения туберкулёза органов дыхания у детей и подростков с использованием видеоторакоскопической техники / Д.Б. Гиллер, К.В. Токаев, И.В. Огай // Актуальные проблемы туберкулёза и болезней лёгких: Материалы научной сессии, посвящённой 85 – летию ЦНИИТ РАМН. – М., 2006. – С. 161.

48.	Гиллер Д.Б. Хирургическая коррекция искусственного пневмоторакса, используемая для лечения туберкулеза легких / Д.Б. Гиллер, А.Б. Бижанов, И.И. Мартель // Проблемы туберкулеза и болезни легких. – 2009.- №4.- С.3-8.

49.	Гиллер Д.Б. Миниинвазивные доступы с использованием видеоэндоскопической техники в торакальной хирургии / Д.Б. Гиллер // Хирургия. Журн.им. Н.И. Пирогова.–2009. - №8. - С.21-28.

50.	Гильман А.Г. Расширенная верхнее-задняя торакопластика с полным удалением первых двух ребер / А.Г. Гильман / Борьба с туберкулезом. – 1934. - №8. С.104-111.

51.	Гильман А.Г. Место торакопластики в хирургии туберкулеза легких на современном этапе / А.Г. Гильман, Е.К. Свешникова, А.Л. Суслова // Проблемы туберкулеза. –1970.- №6.- С.41-44.

52.	Головченко Р.Н. Резекции легких у больных туберкулезом с выявленной лекарственной устойчивостью микобактерий / Р.Н. Головченко, В.А. Григорян, В.И. Малыгина // Туберкулез сегодня: Материалы VII Всероссийского съезда фтизиатров.- Москва, 2003. - С.274.

53.	Голубчиков П.Н. Анализ рецидивов у больных туберкулезом, пролеченным по протоколам ВОЗ / П.Н. Голубчиков, А.К. Стрелис, В.Т. Голубчикова // VII Российский съезд фтизиатров. М., 2003. – С. 11.

54.	Голубчикова В.Т. Оценка эффективности программы борьбы с туберкулезом в условиях широкого распространения лекарственно-устойчивого туберкулеза / В.Т. Голубчикова, Г.В. Янова, А.К. Стрелис // Юбилейная научно-практическая конференция, посвященная 30-летию Томской ОКТБ: Сб. трудов. – Томск.- 2002. - С.57-58.

55.	Горовенко Г.Г. Коллапсохирургические операции и их эффективность при туберкулезе легких / Г.Г. Горовенко // Труды III съезда фтизиатров Украинской ССР. Киев.– 1960. – С. 241-248.

56.	Григорьев Е.Г. Острый абсцесс и гангрена легкого / Е.Г. Григорьев // Consilium medicum. - 2003. – Том 05. - № 10.

57.	Грищенко Н.Г. Фиброзно-кавернозный туберкулез легких: причины формирования и возможности хирургического лечения: Автореф. дис. докт. мед. наук. Новосибирск. – 2001. – 46 с.

58.	Гуревич Г.Л. Клинико-бактериологические особенности и структура моно- и полирезистентного туберкулеза органов дыхания / Г.Л. Гуревич, С.С. Окуловская, О.М. Залуцкая // IV съезд научно-медицинской ассоциации фтизиатров: Сб. резюме.- Йошкар-Ола, 1999.- С.68.

59.	Данилова Е.В. Особенности клинического течения и эффективность лечения больных туберкулезом органов дыхания с первичной лекарственной устойчивостью возбудителя: Автореф. дисс. канд. мед. наук.- Москва, 2005. – 24 с.

60.	Демальдинов Д.А. Применение клапанной бронхоблокации в терапии деструктивных форм туберкулеза / Д.А. Демальдинов // Туберкулез и болезни легких. – 2011.- №4.- С.123-124.

61.	Добровольский С.Р. Редкие осложнения и тактические ошибки в торакальной хирургии / С.Р. Добровольский, М.И. Перельман // Хирургия. – 1998.- № 6.- С.103-108.

62.	Дрыга О.П. Течение и эффективность консервативного лечения прогрессирующего и остропрогрессирующего туберкулеза легких / О.П. Дрыга // VII Российский съезд фтизиатров. М., 2003. – С. 245.

63. Дубровский А.В. Отдаленные результаты частичных резекций легких с интраплевральной корригирующей торакопластикой у больных с распространенными формами туберкулеза легких / А.В. Дубровский, А.А. Казинов // Актуальные вопросы организации и борьбы с туберкулезом. - Москва, 1980. - С. 76-77.

64. Елькин А.В. Предоперационная иммунокоррекция Ронколейкином больных фиброзно-кавернозным туберкулёзом лёгких по результатам двойного слепого метода исследования / А.В. Елькин, Т.С. Басек, Б.Е. Кноринг // Дни иммунологии в Санкт-Петербурге: Сб. науч. трудов конференции. – СПб., 2000. – С.16-18.

65. Елькин А.В. Влияние фактора лекарственной устойчивости микобактерий туберкулеза на результаты предоперационной подготовки и хирургического лечения больных с послеоперационными рецидивами туберкулеза легких / А.В. Елькин // Актуальные вопросы торакальной хирургии. – Краснодар, 2000. – С. 84-85.

66. Елькин А.В. Эффективность хирургического лечения прогрессирующего туберкулеза легких у больных с сопутствующими заболеваниями / А.В. Елькин, М.Э. Кобак, Т.С. Басек // 13 Нац. конгресс по болезням органов дыхания. – М., 2003. – С.272.

67. Елькин А.В. Отдаленные результаты хирургического лечения туберкулеза легких в зависимости от массивности бактериовыделения и лекарственной устойчивости возбудителя / А.В. Елькин, Ю.М. Репин, Ю.Н. Левашов // Пробл. Туберк. и болезней легких. – 2003.- №5.- С.28-31.

68. Елькин А.В. Оценка риска послеоперационных инфекционных осложнений у больных фиброзно-кавернозным туберкулёзом лёгких / А.В. Елькин, О.Т. Титаренко, Д.С. Эсмеляева // Проблемы туберкулёза и болезней лёгких. – 2009. - №5. – С.31 – 33.

69. Елькин А.В. Исследование эффективности и переносимости ронколейкина при лечении прогрессирующего туберкулёза лёгких: пособие для врачей/ФГУ «Санкт – Петербургский НИИ фтизиопульмонологии Росмедтехнологий» - Санкт – Петербург: Альтер Эго, 2009. – 36 с.

70. Елькин А.В. Редкие специфические осложнения после операций по поводу туберкулеза легких / А.В. Елькин, М.Э. Кобак, Т.С. Басек // Туберк. и болезни легких. – 2011.- №4.- С.135-136.

71. Ерохин В.В. Казеозная пневмония (патологическая анатомия, патогенез, диагностика, клиника и лечение). – М., 2005. – 204 с.

72. Жамборов Х.Х. Анализ смертности больных туберкулезом легких / Х.Х. Жамборов // Южно-Российский медицинский журнал». № 3-4'2000 Медицина: наука и практика.

73. Журкович С.Д. Эффективность лечения больных мультирезистентным туберкулезом в ЛИУ-33 г.Мариинска / С.Д. Журкович, Н.Н. Старченкова // Проблемы туберкулеза и современные пути их решения: Сб. тезисов юбилейной конференции фтизиатров.- Томск, 2004.-С.109.

74. Зиновьев И.П. Первичная лекарственная устойчивость микобактерий туберкулеза у больных с впервые выявленным деструктивным туберкулезом легких / И.П. Зиновьев, Н.А. Эсаулова, В.Г. Новиков // Проблемы туберкулеза и болезней легких. – 2009.- №4.-С.37-39.

75. Значение лекарственной устойчивости микобактерий в хирургии туберкулеза легких / Ю.М. Репин, А.В. Елькин, Т.Б. Раснянская, М.А. Трофимов // IV съезд научно-медицинской ассоциации фтизиатров: Сб. резюме.- Йошкар-Ола, 1999.- С.170.

76. Иванова Л.А. Химиотерапия деструктивного туберкулеза легких с лекарственной устойчивостью микобактерий туберкулеза / Л.А. Иванова // Химиотерапия туберкулеза.- М., 2000.-С.53-54.

77. Искусственный пневмоторакс в индивидуализированной терапии осложненного деструктивного туберкулеза легких / Е.И. Кильдюшева, И.Я. Мотус, А.В. Савельев, Г.Е. Залетаева // 14-й Нац.Конгресс Российского Респират. Общества: Сб. тезисов. – Москва, 2004. – С.396.

78. Искусственный пневмоторакс в лечении деструктивного туберкулёза лёгких у подростков / Л.В. Панова, Е.С. Овсянкина, М.Г. Кобулашвили и др. // Туберкулёз и болезни лёгких. – 2011. - №1. – С.53 – 58.

79. Кагаловский Г.М. Корригирующие и пластические операции при резекциях легких у больных распространенным туберкулезом: Автореф. дис. докт. мед. наук. - Москва, 1971. – 42 с.

80. Какителашвили Я.В. Торакопластика с пневмолизом и фиксацией верхушки у больных туберкулезом легких / Я.В. Какителашвили // Грудная хирургия – 1960. - №3. - С. 52 – 55.

81. Калиничев Г.А. Сравнительная оценка способов коррекции гемиторакса после резекции легких у больных с распространенным туберкулезом в свете функциональных исходов / Г.А. Калиничев // Совр. методы хир. лечения туберкулеза легких. – Москва, 1983. - С. 13-14.

82. Калабуха И.А. Организационные проблемы современной фтизиохирургии // Современные проблемы торакальной хирургии: Материалы международной научно-практической конференции. – Кировоград, 2010. – С.38-39.

83. Канаев Н. Н. Руководство по клинической физиологии дыхания / Н.Н.Канаев, Л.Л.Шик. – М., Медицина, 1980. – с.375.

84. Кариев Т.М. Новый метод лечения остаточной плевральной полости после частичных резекций легкого / Т.М. Кариев, М.А. Ибрагимов // Актуальные проблемы пластики в профилактике и лечении осложнений после операций на грудной стенке, органах средостения и легких: Материалы конференции. – Москва, 1990. – С.83.

85. Кариев Т.М. Эффективность хирургического лечения фиброзно-кавернозного туберкулеза легких с множественной лекарственной устойчивостью микобактерий / Кариев Т.М., Сабиров Ш.Ю., Иргашов А.А. // Туберкулез и болезни легких. – 2011.- №4.- С.182.

86. Карпина Н.Л. Современные технологии в предоперационной подготовке и послеоперационном периоде у больных прогрессирующим деструктивным туберкулезом легких / Н.Л. Карпина, Л.Н. Лепеха, Ю.Н. Жилин // Пробл.туберк. и болезн. легких. – 2008.- №9.- С.25-28.

87. Кекин Е.С. Экстраплевральная пломбировка гемиторакса сухим фибриногеном после резекции легкого у больных туберкулезом / Е.С. Кекин // Пробл.туберк.. – 1983. - № 1. – С. 52-55.

88. Кибрик Б.С. Остропрогрессирующие деструктивные формы туберкулёза лёгких / Б.С. Кибрик, О.Г. Челнокова. – Ярославль, 2005. – 192 с.

89. Кильдюшева Е.И. Эффективность комбинированной химиотерапии деструктивного туберкулёза лёгких в сочетании с краткосрочным искусственным пневмотораксом: Автореф. дисс. …канд. мед. наук. – М., 2001. – 15 с.

90. Кирьянова Е.В. Десятилетний опыт применения адаптированных к российским условиям рекомендаций ВОЗ по борьбе с туберкулезом в Орловской области / Е.В. Кирьянова, Б.Я. Казенный, Л.П. Капков // Туберкулез и болезни легких. – 2011.- №4.- С.189.

91. Киселев А.Г. Опыт лечения больных туберкулезом легких с большими и гигантскими кавернами / А.Г. Киселев // Проблемы туберкулёза. – 1952. - №5. – С.45 – 49.

92. Клинико-морфологическое обоснование медиастинальной лимфаденэктомии в хирургическом лечении распространённого деструктивного туберкулёза лёгких / Д.Б. Гиллер, А.В. Папков, Л.Е. Гедымин и др. // Пробл. туберкулёза и болезней лёгких. – 2008. - №10. – С.21 – 25.

93. Клиническая классификации с принципами оформления клинического и патологоанатомического диагнозов. Методические рекомендации для студентов, интернов, ординаторов и врачей. – Томск, 2008. – 174 с.

94. Колпакова Т.А. Осложнения антибактериальной терапии у больных туберкулёзом лёгких с сопутствующими заболеваниями. Автореф. дисс. …доктора мед. наук. Новосибирск, 2002. – 32 с.

95. Комбинированные и поэтапные оперативные вмешательства при фиброзно-кавернозном туберкулезе легких / А.И. Боровинский, В.А.Краснов, А.А. Андренко, Н.Г. Грищенко // Хирургия туберкулеза: Материалы Московской международной конференции. - Москва, 1997. – С. 30-32.

96. Концевой В.С. Резекция легкого с предварительной остеопластической торакопластикой у больных с распространенными и осложненными формами туберкулеза: Автореф. дис. канд. мед. наук. Новосибирск, 1979. – 29 с.

97. Корецкая Н.М. Эволюция туберкулеза легких и современные аспекты его выявления в Красноярском крае / Н.М. Корецкая.- Красноярск: 2003.- 250 с.

98. Корецкая Н.М. Остропрогрессирующий туберкулез легких / Н.М. Корецкая // Врач. - 2010. - № 7. - С. 76-79.

99. Коровкин В.С. Характеристика «сельского лекарственно-устойчивого туберкулеза» / В.С. Коровкин, О.Л Горенюк // 14-й Национальный Конгресс Российского Респираторного Общества: Сб. тезисов. – Москва, 2004. - С.399.

100. Коровкин В.С. Пульмонология и фтизиатрия. Избранные лекции и обзорные статьи / В.С. Коровкин, А.Н. Лаптев // Минск, 2006. – 342 с.

101. Костромин П.И. Верхне-задняя торакопластика с образованием искусственного плеврального купола / П.И. Костромин // Хирургия. – 1951. - №9.- с.15-17.

102. Кравченко А.Ф. Новый метод экстраплевральной пластики верхушки легкого при деструктивном туберкулезе / А.Ф. Кравченко, Ю.С. Иванов, В.Е. Шамаев // Хирургическое лечение туберкулеза и других заболеваний легких. Материалы научн.-практ. конф. - Челябинск, 2001. - С. 29-31.

103. Краснов В.А. Остеопластическая торакопластика как предварительный этап перед резекцией легкого / В.А. Краснов, В.Е. Белявский, Г.М. Горбунов // Актуальные проблемы пластики в профилактике и лечении осложнений после операций на грудной стенке, органах средостения и легких: Материалы конференции. – Москва, 1990. – С.31-33.

104. Краснов В.А. Лечение рецидивов туберкулеза легких/В.А. Краснов.-Новосибирск:1995.– 250 с.

105. Краснов В.А. Хирургическое лечение фиброзно-кавернозного туберкулёза / В.А. Краснов, А.А. Андренко, Н.Г.Грищенко // Проблемы туберкулёза. – 2002. - №3. – С. 25–27.

106. Краснов Д.В. Коллапсохирургия в лечении больных деструктивным туберкулёзом лёгких с множественной лекарственной устойчивостью возбудителя: Автореф. дисс. …канд. мед. наук. – Новосибирск, 2006. – 25 с.

107. Кузюкович П.М. Хирургическое лечение больных распространенными формами туберкулеза легких. - Минск, 1973. - 200 с.

108. Кульбак В.А. Особенности хирургического лечения лекарственно-устойчивого туберкулеза легких / В.А. Кульбак, М.М. Лакомкин, Н.Л. Мартиросян // 14-й Национальный Конгресс Российского Респираторного Общества: Сб. тезисов. – Москва, 2004. – С.401.

109. Лакомкин М.М. Хирургия в лечении лекарственно-устойчивого туберкулеза легких / М.М. Лакомкин, В.А. Кульбак, Н.Л. Мартиросян // 3-я Московская международная конференция по торакальной хирургии: Материалы конф. – Москва, 2005. – С.197-198.

110. Левашев Ю.Н. Состояние и перспективы борьбы с туберкулёзом на Северо-Западе России / Ю.Н. Левашев // Проблемы туберкулёза и болезней лёгких. – 2003. - №10.- с.3-9.

111. Левашев Ю.Н. Хирургическое лечение туберкулёза лёгких и плевры / Ю.Н. Левашев, Ю.М. Репин, А.В. Елькин // СПб.: Элби-СПб. – 2006. – С. 407 – 414.

112. Левашев Ю.Н. 35-летний опыт торакальной хирургии / Ю.Н. Левашев, А.Л. Акопов, А.В. Елькин // Проблемы туберкулёза и болезней лёгких – 2006. - №2. – С. 6-11.

113. Левин А.В. Щадящая коллапсохирургия / А.В. Левин Г.М.Кагаловский. – Барнаул: Издательство Алтайского Государственного технического университета, 2000. – 175 с.

114. Левин А.В. Хирургическое лечение туберкулеза и других заболеваний легких / А.В. Левин, Г.М.Кагаловский, А.А. Максименко, А.М.Самуйленков // Юбилейная научно-практическая конференция: Материалы конф.- Челябинск, 2001. – С. 35-37.

115. Левин А.В. Клиническая эффективность фрагментационной торакопластики / А.В. Левин, А.М.Самуйленков // Туберкулез – старая проблема в новом тысячелетии: Международная конференция. – Новосибирск, 2002. – С.108.

116. Левин А.В. Применение фрагментационной торакопластики в комплексном лечении распространенного лекарственно-устойчивого туберкулеза легких / А.В. Левин, А.М. Самуйленков, И.В. Чуканов // 14-й Национальный Конгресс Российского Респираторного Общества: Сб. тезисов. – Москва, 2004. – С.403.

117. Левин А.В. Применение клапанной бронхоблокации при осложненном туберкулезе легких (пособие для врачей) / А.В. Левин, Е.А. Цеймах, П.Е. Зимонин. – Барнаул, 2008. — 24 стр.

118. Лечение лекарственно-резистентного туберкулеза: Пособие для врачей-фтизиатров / НИИФП ММА им. И.М.Сеченова; Авт. и сост.: Соколова Г.Б. и др. — Москва: 2003. – 25 с.

119. Ловачева О.В. Эндобронхиальный клапан в лечении деструктивного лекарственно-устойчивого туберкулеза легких / О.В. Ловачева, И.Ю. Шумская, Ю.В. Туровцева // Туберкулез и болезни легких. – 2011.- №5.- С.28-29.

120. Лукомской Г.И. Бронхопульмонология / Под ред. Г.И. Лукомского. - М.,1982. - 352с.

121. Малоинвазивные методы хирургического лечения двустороннего деструктивного туберкулеза легких / Д.Б. Гиллер, Б.М. Асанов, Г.В. Гиллер и др. // Туберкулез и болезни легких. – 2010.- №5.- С.52-59.

122. Мамедбеков Э.Н. Специфичность и чувствительность факторов риска послеоперационных осложнений у больных деструктивным туберкулезом легких / Мамедбеков Э.Н., Алиев К.А., Шукюрова Р.Р., Меджидов Ф.А. // Туберкулез и болезни легких. – 2011.- №5.- С.40-41.

123. Мандрыкин С.Ю. Результаты лобэктомии и пульмонэктомии по поводу туберкулеза легких: качество жизни и функция внешнего дыхания / Мандрыкин С.Ю., Отс О.Н., Чушкин М.И. // Туберкулез и болезни легких. – 2011.- №5.- С.41.

124. Мартель И.И. Видеоторакоскопия в лечении туберкулёза органов дыхания у детей и подростков: Автореф. дисс. …канд. мед. наук. – М., 2008. – 21 с.

125. Марченко Л.Г. О резекции легкого с одномоментной внутриплевральной торакопластикой при туберкулезе / Л.Г. Марченко // Грудная хирургия. – 1963. - №4. – С. 120-125.

126. Матинян Н.С. Множественная лекарственная устойчивость микобактерий туберкулеза как глобальная проблема общественного здоровья / Н.С. Матинян, Е.И. Скачкова // Бюллетень Программы ВОЗ по борьбе с туберкулезом в Российской Федерации. Вып. 8. М., 2008. С. 13–21.

127. Медико-демографические показатели Российской Федерации, 2009 год. Статистические материалы, Москва, 2010.

128. Мельник В.М. Классификация послеоперационных осложнений в легочной хирургии / В.М. Мельник // Грудная хиургия. – 1985. - №4. – С. 49-53.

129. Место торакопластики в хирургическом лечении туберкулеза легких / Н.С. Опанасенко, А.В. Терешкович, В.Б. Бычковский, М.И. Калениченко // Современные проблемы торакальной хирургии: Материалы международной научно-практической конференции. Сб.1. Ч.1. – Кировоград, 2010. – С.70-71.

130. Мишин В.Ю. Эффективность лечения туберкулеза легких, вызванного микобактериями с множественной лекарственной устойчивостью / В.Ю. Мишин, В.И. Чуканов, И.А. Васильева // Проблемы туберкулеза и болезней легких.- 2002.- № 12.- С.18-23.

131. Мишин В.Ю. Частота, характер и диагностика побочных реакций у больных туберкулёзом лёгких при химиотерапии основными препаратами / В.Ю. Мишин, И.А. Васильева, В.Г. Макиева // Пробл. туб. – 2003. – №7. – С.24 – 29.

132. Мишин В.Ю. Актуальные вопросы туберкулеза органов дыхания / В.Ю. Мишин.- Москва: ООО «Издательство «Триада», 2003.- 88 с.

133. Мишин В.Ю. Лекарственно-устойчивый туберкулез легких (учебное пособие для врачей) / В.Ю.Мишин. – М.: ГОУ ВПО МГМСУ- 2005.- 142 с.

134. Модель Л.М. Очерки клинической патофизиологии туберкулеза / Л.М. Модель - Москва: Медицина, 1962.

135. Мотус И.Я. Искусственный пневмоторакс в лечении деструктивного туберкулёза лёгких, осложнённого лекарственной устойчивостью возбудителя / И.Я. Мотус, С.Н. Скорняков, Е.И. Кильдюшева // Проблемы туберкулёза. – 2005. - №12. – С.22 – 26.

136. Мотус И.Я. Хирургия туберкулеза в зоне курации Уральского НИИ фтизиопульмонологии / И.Я. Мотус, С.Н. Скорняков // 3-я Московская международная конференция по торакальной хирургии: Материалы конф. – Москва, 2005. – С.205-208.

137. Мхеидзе П.А. О модификации двухмоментной верхне-расширенной торакопластики / П.А. Мхеидзе // Проблемы туберкулеза. – 1956.- №3.- С.45-47.

138. Назаренко Г.И. Клиническая оценка результатов лабораторных исследований / Г.И. Назаренко, А.А. Кишкун - 2-е изд. - М.: Медицина, 2002. - 541 с.

139. Нарышкина С.Л. Полирезистентный туберкулёз: клинические особенности / С.Л. Нарышкина, В.А. Поташова // Проблемы инфекционной патологии в регионах Сибири, Дальнего Востока и Крайнего Севера: Сборник тезисов 2-й междун. конф. – Новосибирск, 2002.- С.205.

140. Непосредственные результаты хирургического лечения больных деструктивным туберкулёзом лёгких, выделяющих МБТ с обширной лекарственной устойчивостью / Д.Б. Гиллер, А.Я. Шайхаев, К.В. Токаев и др. // Туберкулёз и болезни лёгких. – 2010. - №3. – С.18 – 22.

141. Нечаева О.Б. Лекарственная устойчивость микобактерий туберкулеза в Свердловской области / О.Б. Нечаева, Е.И. Скачкова, Н.И. Фомина // Проблемы туберкулеза и болезней легких. – 2002.- №9.- С.8-11.

142. Нефедов А.В. Современные методы коррекции гемиторакса после резекций лёгких по поводу туберкулёза. // Военно-медицинский журнал. – 2007., - №4. – с.17.

143. Нефедов А.В. Коррекция объема гемиторакса после обширных резекций легких при туберкулезе / А.В. Нефедов // Мат. VIII Российского съезда фтизиатров. – М., 2007. – С. 481–482.

144. Нефедов А.В. Коррекция объема гемиторакса при резекциях легких по поводу туберкулеза: Автореф. дис. докт. мед. наук. – Москва, 2008. – 48 с.

145. Николаев И.С. Хирургическое лечение больных с распространенным деструктивным туберкулезом легких / И.С. Николаев, В.З. Жаднов, Т.М. Терентьева // Пробл. туб.,– 1987.– №6.– С.45-47.

146. Новикова Т.И. Особенности течения и эффективность лечения туберкулеза легких у больных, выделяющих полирезистентные микобактерии туберкулеза: Автореф. дисс. докт. мед. наук.- М., 1998.- 33 с.

147. Огиренко А.П. Профилактика гнойных послеоперационных осложнений в гнойной хирургии / А.П. Огиренко // Органощадящие оперативные вмешательства во фтизиопульмонологии. – Москва, 1989. – С.88-92.

65

148. Омельчук Д.Е. Остеопластическая торакопластика с одномоментной резекцией легкого в хирургии распространенного деструктивного туберкулеза легких.- Автореф. дис. канд. мед. наук. Новосибирск, 2002. – 21 с.

149. Омельчук Д.Е. Эффективность коллапсохирургических и комбинированных вмешательств при распространенном фиброзно-кавернозном туберкулезе легких / Д.Е. Омельчук, И.Б. Тычкова // Туберкулез и болезни легких. – 2011.- №5.- С.86.

150. Онищенко Г.Г. Эпидемическая ситуация в Российской Федерации и меры по ее стабилизации / Г.Г. Онищенко // Проблемы туберкулеза и болезней легких. – 2003.- №11.- С.4-9.

151. Осадчая О.А. Эффективность искусственного пневмоторакса в комплексном лечении больных деструктивным туберкулёзом лёгких с различным характером устойчивости микобактерий к противотуберкулёзным препаратам: Автореф. дисс. …канд. мед. наук.–М.,2009.– 20 с.

152. Основные показатели противотуберкулезной деятельности в Сибирском и Дальневосточном федеральных округах. – Новосибирск, 2010. – 82 с.

153. Особенности морфологии лекарственно-устойчивого туберкулеза легких / В.В. Ерохин, Л.Е. Гедымин, Л.Н. Лепеха и др. // Туберкулез сегодня: Материалы VII Всероссийского съезда фтизиатров.- Москва, 2003. – С.66.

154. Остеопластическая торакопластика в комплексном лечении больных деструктивным туберкулезом легких / А.И. Боровинский, В.Е. Белявский, Г.М. Горбунов и др. // Проблемы туберкулеза. – 1984. – № 6. – С.34-38.

155. Отс О.Н. Современные тенденции в хирургии легочного туберкулеза / О.Н. Отс, М.В. Шилова, М.В. Сиицын // Туберкулез в России, год 2007. Материалы VIII Российского съезда фтизиатров. М. - 2007. - С. 484-485.

156. Отс О.Н. Хирургическое лечение туберкулеза легких при устойчивости микобактерий к химиопрепаратам / О.Н. Отс, Т.В. Агкацев, М.И. Перельман // Проблемы туберкулеза и болезней легких. – 2009.- №2.- С.42-49.

157. Официальный сайт Федеральной службы государственной статистики www.gks.ru

158. Павлунин А.В. Патоморфоз туберкулеза легких по данным хирургической клиники / А.В. Павлунин, А.А. Артифексова, Н.В. Мельников // Туберкулез и болезни легких. – 2011.- №5.- С.95.

159. Первый опыт применения клапанной бронхоблокации при деструктивном и осложненном туберкулезе легких / Е.А. Шиткова, А.В. Павлунин, С.В. Трифонов и др. // Туберкулез и болезни легких. – 2011.- №5.- С.237.

160. Перельман М.И. Показания к хирургическому лечению больных туберкулезом легких / М.И. Перельман, В.Н. Наумов, В.Г. Добкин // Проблемы туберкулеза. - 2002. - № 2. - С. 51–55.

161. Перельман М.И. Туберкулез сегодня / М.И. Перельман // Материалы VII Российского съезда фтизиатров. М.: Бином, 2003. - 352 с.

162. Петренко Т.И. Результаты лечения больных туберкулезом легких с множественной лекарственной устойчивостью возбудителя и сопутствующими вирусными гепатитами / Т.И. Петренко, Т.А. Рейхруд // Туберкулез и болезни легких. – 2011.- №5.- С.106.

163. Плакс М.В. Развитие лекарственной устойчивости микобактерий по материалам Уфимского городского фтизиопульмонологического диспансера / М.В. Плакс // Химиотерапия туберкулеза.- Москва. - 2000.- С.55-56.

164. Плетнев А.А. Результаты одномоментной каверопластики и селективной торакопластики у больных с фиброзно-кавернозным туберкулезом / А.А. Плетнев, В.В. Савельев, М.М. Быков // Туберкулез и болезни легких. – 2011.- №5.- С.111.

165. Плетнев Г.В. Перибронхиальное лечение как метод предоперационной подготовки больных с распространенными формами туберкулеза легких / Г.В. Плетнев // Туберкулез – старая проблема в новом тысячелетии: Междунар. конф. – Новосибирск. - 2002. - С.139.

166. Повышение эффективности лечения впервые выявленных больных деструктивным туберкулезом легких / Д.Б. Гиллер, А.В. Устинов, К.В.Токаев и др. // Материалы научно-практической конференции «Актуальные проблемы хирургического лечения туберкулеза и сопутствующих заболеваний легких» Сборник статей. М., 2010. – С. 53-56.

167. Показания к хирургическому лечению больных туберкулезом легких / М.И. Перельман, В.Н. Наумов, В.Г. Добкин, В.П. Стрельцов, А.В. Дубровский // Проблемы туберкулеза и болезней легких. 2002. - №2 С. 51-54.

168. Порханов В. Хирургическое лечение двусторонних форм туберкулеза легких / В. Порханов., В. Мова, Л. Марченко // Московская междун. конф. « Хирургия туберкулеза», 1997. - С. 111-112.

169. Приказ МЗ РФ от 21.03.03 № 109. О совершенствовании противотуберкулезных мероприятий в Российской Федерации.– Москва, 2003. – С.90-91, 101, 293.

170. Причины формирования фиброзно-кавернозного туберкулеза легких в Ставропольском крае по материалам исследований с летальным исходом / А.В. Попов, А.Н. Айдемиров, В.С. Одинец и др. // Туберкулез и болезни легких. – 2011.- №5.- С.119-120.

171. Проходцов Д.Н. Эффективность хирургического лечения больных, выделяющих лекарственно-резистентные штаммы микобактерий туберкулеза: Автореф. дис. канд. мед. наук. - Москва, 2003. - 24 с.

172. Пути преодоления лекарственной устойчивости при деструктивных и прогрессирующих формах туберкулеза легких / ГИЛЛов С.Д., Огиренко А.П., Денисов А.Н., // Проблемы туберкулеза.- 2001.- № 9.- С.11-13.

173. Пушкаренко Б.Т. Об уменьшении плевральной полости при частичных резекциях легкого / Б.Т.Пушкаренко // Грудная хирургия. – 1971. - №6.– С. 75-77.

174. Распространенность туберкулеза с множественной лекарственной устойчивостью / А.Д. Пасечников, Г.Г. Перемитин, Т.П. Тонкель и др. // Проблемы туберкулеза и современные пути их решения: Сб. тезисов юбилейной конференции фтизиатров.- Томск, 2004. - С.91-92.

175. Редкие операции в торакальной хирургии. Под редакцией чл. корр. РАМН, проф. Ю.Н. Левашева.- СПб.: Аврора-Дизайн. - 2010. - 188 с.

176. Репин Ю.М. Хирургия послеоперационных рецидивов туберкулеза легких / Ю.М. Репин, А.В. Елькин. - Санкт-Петербург: «Гиппократ», 2004. – 144 с.

177. Репин Ю.М. Лекарственно-устойчивый туберкулёз лёгких. Хирургическое лечение. - СПб., 2007. – 168 с.

178. Роль хирургических методов в лечении деструктивного туберкулёза лёгких у детей и подростков / Л.В. Панова, Е.С. Овсянкина, Д.Б. Гиллер, М.Г. Кобулашвили, И.И. Мартель // Туберкулёз и болезни лёгких. – 2010. - №8. – С.18 – 22.

179. Роль хирургических методов в повышении эффективности лечения впервые выявленных больных туберкулезом легких с МЛУ МБТ / В.А. Пехтусов, Л.Ю. Безлепкина, Т.В. Завьялова и др. // Туберкулез и болезни легких. – 2011.- №5.- С.108.

180. Российский статистический ежегодник: Статистический сборник. ФСГС. М., 2006. 819 с.

181. Руководство по клинической физиологии дыхания / Под ред. Л. Л. Шика, Н. Н. Канаева. - Л.: Медицина, 1980. - 375 с.

182. Руководство по легочному и внелегочному туберкулезу. Под редакцией чл. корр. РАМН, проф. Ю.Н. Левашева, проф. Ю.М. Репина.- СПб.: ЭЛБИ-СПб. - 2008. - 544 с.

183. Руководство по лечению туберкулёза с множественной лекарственной устойчивостью / Под ред. А.Д. Пасечникова, М.Л. Рича. - Международное издание «Партнёры во имя здоровья», 2003. – 173 с.

184. Сабиров Ш.Ю. Результаты экстраплевральной торакопластики при распространенном фиброзно-кавернозном туберкулезе легких / Ш.Ю. Сабиров, Т.М. Кариев // Туберкулез и болезни легких. - 2011.- №5.- С.142-143.

185. Савенков Ю.Ф. Торакопластика – прошлое и настоящее коллапсохирургии туберкулеза легких / Ю. Ф. Савенков // Сб. науч. трудов. – Днепропетровск, 2004. – С. 21–26.

186. Самуйленков А.М. Хирургическое лечение больных с распространенным лекарственно-устойчивым туберкулезом легких / А.М. Самуйленков, А.В. Левин, И.В. Чуканов // 80-летие фтизиатрической службе Омской области: Материалы научно-практической конференции врачей и научных работников. – Омск, 2003. – С.86.

187. Свистунов Б.Д. Эндоскопические методы блокады бронхов в лечении больных туберкулезом / Б.Д. Свистунов, М.В. Синицын // Туберкулез и болезни легких. - 2011.- №5.- С.151-152.

188. Силиконовая экстраплевральная пломба в коллапсохирургии легочного туберкулеза / Т.В. Акгатцев, М.В. Синицин, М.В. Кессель, А.А. Айвазов // 3-я Московская международная конференция по торакальной хирургии: Материалы конференции. – Москва, 2005. – С.153-154.

189. Синицын М.В. Глутоксим в хирургическом лечении больных туберкулёзом лёгких / М.В. Синицын, И.В. Богадельникова // Проблемы туберкулёза. – 2007.- № 5. – С. 17 – 20.

190. Синицын М.В. Различные методы коллапса в хирургии туберкулеза легких / М.В. Синицын, Т.В. Агкацев, Т.А. Газданов // Туберкулез и болезни легких. – 2011.- №5.- С.159-160.

191. Система борьбы с туберкулезом в Сибири / В.А.Краснов, И.В. Калачев, Л.М. Погожева и др. // Туберкулез – старая проблема в новом тысячелетии: Международная конференция. – Новосибирск, 2002. - С.95.

192. Скачкова Е.И. Причины, факторы и группы риска формирования лекарственной устойчивости микобактерий туберкулеза: Автореф. дис. канд. мед. наук. Москва, 2003. – 30 с.

193. Скачкова Е.И. Выявление больных туберкулезом в муниципальном звене здравоохранения / Е.И. Скачкова, А.Н. Пихотский, Д.А. Кучерявая // Росс. Медицин. журнал. - 2009. - № 1. - С. 4-6.

194. Скачкова Е.И. Динамика и социально-демографическая структура туберкулеза в Российской Федерации, его зависимость от уровня жизни / Е.И. Скачкова, М.Г. Шестаков, С.Ю. Темирджанова // Туберкулез и болезни легких. - 2009. - № 7. - С. 4–8.

195. Современная хирургия в излечении больных туберкулёзом лёгких с множественной лекарственной устойчивостью к противотуберкулёзным препаратам / А.К. Стрелис, Л.И. Мулик, А.А. Стрелис и др. // 80-летие фтизиатрической службе Омской области: Материалы научно-практической конференции врачей и научных работников. – Омск, 2003. – С.82.

196. Соколов В.А. Возможности коллапсотерапии при лечении деструктивного туберкулеза легких / В.А. Соколов, Е.И. Кильдюшева, Е.А. Егоров // Пробл. туберк., – 2002. – № 5. – С. 16–19.

197. Соколова Г.Б. Лечение лекарственно-резистентного туберкулёза: Пособие для врачей-фтизиатров / НИИ фтизиопульмонологии ММА им. И.М.Сеченова. – Москва: 2003. – 25 с.

198. Социально-значимые заболевания населения России в 2009 году: Статистические материалы. М., 2010.

199. Сравнительная оценка различных видов коррекции объема плевральной полости при комбинированных резекциях легких у больных туберкулезом / Я.Э. Кимьягаров, С.Я. Кимьягаров, Х.Ш. Солиев, Э.Ю. Левиев // Проблемы туберкулеза. – 1986. - № 5. – С. 43-46.

200. Стойко Н.Г. Хирургическое лечение легочного туберкулеза. – Москва: Медгиз, 1949. – 182 с.

201. Стрелис А.А. Хирургическое лечение лекарственно-устойчивого туберкулеза легких и клиническая реабилитация больных: Автореф. дис. канд. мед. наук. – Томск, 2005. – 48 с.

202. Стрельцов В.П. Фтизиохирургия конца XX столетия / В.П. Стрельцов / 40 лет торакальной хирургии РНЦХ РАМН. Мат-лы 2-й Международной конференции по торакальной хирургии. – М., 2003. – С.247 – 270.

203. Стрельцов В.П. Хирургическое лечение больных туберкулёзом лёгких с лекарственной устойчивостью M. tuberculosis / В.П. Стрельцов, Г.Б. Соколова, М.И. Перельман // Туберкулёз сегодня: Материалы VII Российского съезда фтизиатров. – М., 2003. – С. 285.

204. Туберкулез в Российской Федерации 2006 год. – Аналитический обзор основных статистических показателей по туберкулезу, используемых в Российской Федерации. – М., 2007. – 220 с.

205. Туберкулез в Российской Федерации 2009 год. - Аналитический обзор статистических показателей по туберкулезу, используемых в Российской Федерации. – М., 2010. – 224 с.

206. Туберкулез в Сибири в начале XXI века / Л.М. Погожева, Г.С. Мурашкина, Н.М. Новикова и др. // Проблемы туберкулеза и болезней легких.- 2003.- № 5.- С.51-64.

207. Урсов И.Г. Современная концепция ускоренного излечения больных деструктивным туберкулезом легких / И.Г. Урсов, А.И. Боровинский.- Новосибирск: Изд-во Новосиб. ун-та, 1993. – 206 с.

208. Урсов И.Г. Эпидемиология туберкулеза и диспансеризация населения.- Новосибирск: ГП «Новосибирский полиграфкомбинат», 2003. – 182 с.

209. Фомичев И.С. Остеопластическая торакопластика с перемещением купола плевры и последующей частичной резекцией легкого у больных туберкулезом / И.С. Фомичев // Вопросы диагностики, лечения и организации борьбы с туберкулезом в Западной Сибири. – Новосибирск, 1969. – С. 188-189.

210. Фомичева И.К. Прекращение бактериовыделения у впервые выявленных больных при применении стандартных схем химиотерапии / И.К. Фомичева // Химиотерапия туберкулеза.- М., 2000.- С.25-26.

211. Фтизиатрия: национальное руководство / под ред. М.И.Перельмана. – М.: ГЭОТАР-Медиа, 2007. – 512 с.

212. Ханин А.Л. Факторы риска и эффективность лечения больных ТБ / А.Л. Ханин, С.А. Долгих, В.И. Тавровская // 14-й Национальный Конгресс Российского Респираторного Общества: Сб. тезисов. – Москва, 2004. – С.416.

213. Харитонов П. Ю. Повышение эффективности лечения больных туберкулезом органов дыхания представителей коренных малочисленных народов Севера с использованием хирургических методов: Автореф. дис. канд. мед. наук. – Новосибирск, 2011. – 22 с.

214. Хирургические факторы риска сложных полисегментарных резекций легких по поводу туберкулеза с множественной локализацией / Ю.М. Репин, А.В. Елькин, Т.Б. Рясняская, М.А. Трофимов // Проблемы туберкулеза.-1998.-№3.-С.41-45.

215. Хирургия органов дыхания у детей и подростков / И.И. Мартель, Д.Б. Гиллер, К.В. Токаев и др. // Туберкулез и болезни легких. – 2011.- №5.- С.43.

216. Хирургия туберкулеза органов дыхания в НИИ фтизиопульмонологии ММА им. И.М.Сеченова: история и современные традиции / О.Н. Отс, М.В. Синицин, Г.И. Семенов и др. // Туберкулез и болезни легких. – 2009.- №12.- С.11-20.

217. Хирургия туберкулеза легких в Уральском НИИ фтизиопульмонологии. Состояние вопроса / И.Я. Мотус, А.В. Неретин, П.Ф. Гапонюк и др. // Фтизиатрия и пульмонология. – 2011. – С.11-20.

218. Хирургическое лечение больных остропрогрессирующим туберкулезом легких / Д.Б. Гиллер, Б.М. Гиллер, Г.В. Гиллер и др. // Проблемы туберкулеза и болезней легких.- 2004.- № 10.- С.23-25.

219. Хирургическое лечение двусторонних форм туберкулеза легких / В.А. Порханов, Л.Г. Марченко, И.С. Поляков и др. // Проблемы туберкулеза и болезней легких.- 2002.- № 4.- С.22-25.

220. Хоменко А.Г. Выявление, диагностика и химиотерапия туберкулеза органов дыхания в современных эпидемиологических условиях / А.Г. Хоменко, В.И. Чуканов, В.Ю. Мишин // Пособие для врачей-фтизиатров.– Москва, 2000. – 36 с.

221. Хрущова Т.Н. Экстраплевральный пневмоторакс и олеоторакс. Москва, 1952. - с. 102.

222. Челнокова О.Г. Особенности иммунокоррекции у больных с лекарственно-устойчивыми и остропрогрессирующими деструктивными формами туберкулеза / О.Г. Челнокова, Б.С. Кибрик // 14-й Национальный Конгресс Российского Респираторного Общества: Сб. тезисов. – Москва, 2004. – С.417.

223. Челнокова О.Г. Отдалённые результаты лечения больных остропрогрессирующим деструктивным туберкулёзом / О.Г. Челнокова, Б.С. Кибрик // Туберкулёз и болезни лёгких. – 2010. - №12. – С. 49 – 54.

224. Чуканов В.И. Новая эра искусственного пневмоторакса в лечении больных лекарственно-устойчивым туберкулёзом лёгких / В.И. Чуканов, В.Ю. Мишин, О.А. Осадчая // Туберкулёз сегодня: Матер. VII Росс. съезда фтизиатров. – М., 2003. – С.266.

225. Чуканов В.И. Проблема излечения больных туберкулёзом органов дыхания / В.И. Чуканов // Проблемы туберкулёза в Якутии: эпидемиология, организация и лечение. Сборник трудов XXV. – Якутск, 2003. – С.198-209.

226. Чуканов В.И. Частота и характер побочных реакций при лечении больных туберкулёзом лёгких противотуберкулёзными препаратами резервного ряда / В.И. Чуканов, Г.О. Каминская, Э. Ливчане // Проблемы туберкулёза. – 2004. – №10. – С.6 – 10.

227. Цыбикова Э.Б. Хирургическое лечение деструктивного туберкулёза лёгких у впервые выявленных больных / Э.Б. Цыбикова, О.Н. Отс // Туберкулез и болезни легких. – 2010. - №6. – С.57-63.

228. Шаполовский В.В. Кооперативность больных фиброзно-кавернозным туберкулёзом на стационарном этапе лечения / В.В. Шаполовский, В.В. Таволжанская, Т.П. Исакова // Актуальные вопросы региональной фтизиатрии и пульмонологии: Материалы научно-практической конференции. - Нальчик, 2003. - С.73-75.

229. Шайхаев А.Я. Роль операции торакопластики на современном этапе эпидемии туберкулеза в России / А.Я. Шайхаев, В.Н. Наумов, К.В. Токаев // Туберкулез. Проблемы диагностики, лечения и профилактики. Тр. Всеросс. Науч.-практ. Конф. –СПб., 2003. – С.300.

230. Шайхаев А.Я. Хирургическое лечение легочного туберкулеза с множественной лекарственной устойчивостью микобактерий / А.Я. Шайхаев, В.Н. Наумов, Г.Р. Зюзя // 3-й конгресс в Европейском регионе Международный Союз по борьбе с туберкулезом и заболеваниями легких: Материалы конгресса. – Москва, 2004. – С.106.

231. Шайхаев А.Я. Особенности предоперационной подготовки пациентов с лекарственно-устойчивым легочным туберкулезом / А.Я. Шайхаев, Д.Н. Проходцов, М.В. Газалиев // 3-й конгресс в Европейском регионе Международный Союз по борьбе с туберкулезом и заболеваниями легких: Материалы конгресса. – Москва, 2004. – С.106.

232. Шалайко Т.А. Химиотерапия лекарственно-устойчивых форм туберкулеза легких в комплексе с коллапсотерапией / Т.А. Шалайко // Химиотерапия туберкулеза.- М., 2000.- С.75-76.

233. Шилова М.В. Состояние хирургической помощи больным туберкулезом органов дыхания / М.В. Шилова, Э.Б. Цыбикова, Т.С. Хрулева // Проблемы туберкулеза и болезней легких. – 2005 - №5. – С.31-36.

234. Шилова М.В. Итоги оказания противотуберкулёзной помощи населению России в 2003 г. / М.В. Шилова // Проблемы туберкулёза и болезней лёгких. – 2005 - №6. – С. 3-10.

235. Шилова М.В. Результаты диспансерного наблюдения больных туберкулезом / М.В. Шилова // туберкулез в России, год 2007: Материалы VIII Российского съезда фтизиатров. – М., 2007. – С. 75-76.

236. Шилова М.В. Эпидемическая обстановка по туберкулезу в Российской Федерации к началу 2009 г. / М.В. Шилова // Туберкулез и болезни легких. – 2010.- №5.- С.14-21.

237. Щепин О.П. Медико-демографические проблемы в Российской федерации / О.П. Щепин, Е.А. Тишук // Вестник Российской АМН. – 2005. - № 9. – С.3-6.

238. Эпиднапряженность и её взаимосвязь с первичной лекарственной устойчивостью M. tuberculosis / Ю.Н. Курунов, Г.М. Ванина, А.Г. Чередниченко, Н.Н Курунова // Актуальные вопросы диагностики и лечения туберкулеза: Научные труды Всероссийской научно-практической конференции 21-22 апреля 2005 года. – Санкт-Петербург. – 2005. – С.15-17.

239. Эннуло Ю.А. Новый способ экстраплевральной торакопластики из подмышечного доступа / Ю.А. Эннуло // Проблемы туберкулеза.- 1966.- № 4.- С.41-44.

240. Эффективность резекций легких и пневмонэктомий у больных с тотальной лекарственной устойчивостью микобактерий туберкулеза / А.В. Елькин, Ю.М. Репин, М.Э.Кобак и др. // Туберкулез сегодня: Материалы VII Всероссийского съезда фтизиатров.- Москва, 2003. – С.277-278.

241. Эффективность искусственного пневмоторакса в лечении больных туберкулезом легких с множественной лекарственной устойчивостью микобактерий / В.И. Чуканов, В.Ю. Мишин, А.Т. Сигаев и др. // Проблемы туберкулеза и болезней легких.- 2004.- № 8.- С.22-24.

242. Эффективность частичных резекций легких у больных туберкулезом с множественной лекарственной устойчивостью / Д.Б. Гиллер, А.Я. Шайхаев, И.А. Васильева и др. // Проблемы туберкулеза и болезней легких – Москва, 2008. – №5. – С 6-10.

243. Яичников В.П. Применение клапанной бронхоблокации в комплексном лечении больных с инфильтративным деструктивным туберкулезом легких в условиях пенитенциарных учреждений / В.П.Яичников, Е.А.Цеймах // Врач – аспирант. – 2010. - №5. – С.101-104.

244. Яковлева Л.П. Эффективность озонотерапии и искусственного пневмоперитонеума в лечении больных, выделяющих лекарственно-устойчивые штаммы туберкулёзных возбудителей / Л.П. Яковлева // Туберкулёз и болезни лёгких. – 2010. – №11. – С.38 – 42.

245. Anti-tuberculosis Drug Resistance in the world. Report № 3. WHO. Geneva, 2004. P. 300.

246. Avendano M., Goldstein R. Multidrug-resistant tuberculosis: long term follow-up of 40 non-HIV-infected patients // Can. Resp. J. – 2000. - №7. P.383-389.

247. Avendano M., Gershon A. Multidrug-resistant tuberculosis (MDR-TB) // Ontario Thoracic Reviews. – 2002. – Vol. 14.- № 1.- P.1.

248. Azizollah Abbasi Dezfouli, Abolghasem Daneshvar Kakhki, Roya Farzanegan, Mojtaba Javaherzadeh / Results of Lobectomy and Pneumonectomy in Pulmonary TB/Tanaffos (2003):2(7),33-39.

249. Baussano I. Tuberculosis Incidence in Prisons: A Systematic Review / I. Baussano, Williams B.G., Nunn P., et al. // Plos Med. -2010. – Vol.7, N 12 – 1000381. Doi:10.1371/journal.pmed.1000381.

250. Bjork V. O. Diaphragmatic mobilisation and resuturing procedure following resection for pulmonary tuberculosis // Acta chir. scand. 1959. Vol. 117. № 1. P. 18 – 26.

251. Bjork V. O., Rapisarda L. M., Jonofi F. La toracoplastica osteoplastica come metodo di ridnzione della carita toracica dopo exeresi polmonare per tubercolosi // Minerva Med. 1970. P. 51 – 62.

252. Brenner M. Innovative Approaches to Lung Volume Reduction for Emphysema / M. Brenner, N. Hanna, R. Mina-Araghi, A. F. Gelb, R. J. McKenna, H. Colt // Chest. - 2004. - Vol. 126. - P. 238-248.

253. CDC Reported Tuberculosis in the United States. 2007. Atlanta. GA. U. S. Department of Health and Human Services, CDC. September 2008.

254. Charlson M.E., Pompei P., Ales K.L. et al. A new method of classifying prognostic comorbidity in longitudinal studies: development and validation. J Chron Dis 1987; 40: 373-383.

255. Cliff P. Connery MD a , James Knoetgen, III MD a , Constantine E. Anagnostopoulos MD and Madeline V. Svitak BS, MT / Median sternotomy for pneumonectomy in patients with pulmonary complications of tuberculosis / The Annals of Thoracic Surgery Volume 75, Issue 5 , May 2003, Pages 1613-1615.

256. Dye C. et al. Measuring tuberculosis burden, trends and the impact of control programmes. Lancet Infectious Diseases (published online 16 January 2008; http://infection.thelancet.com).

257. Дужий І.Д. Ефективність модифікованої екстраплевральної торакопластики у лікуванні поширених деструктивних форм туберкульозу / І.Д. Дужий, О.В. Солодовник // Вісник Сумського державного університету. - 2008. - Том 1, № 2. - С.49-52.

258. Escudero E., Gonzales P., Rey R. Treatment results on patients with multiresistant tuberculosis in a reference hospital // European Respiratory Journal – 2000. - Vol.16.- Suppl. 31.- P.1.

259. Espinal M.A. The global situation of MDR-TB /M.A.Espinal//Tuberculosis.–2003.–V.83.– P.44-51.

260. Estimating the burden of TB by age and sex: availability of data, gaps and next steps, Ana Bierrenbach, Background paper number 9, Fourth Task Force meeting, 17–18 March 2010, Geneva, Switzerland,
http://www.who.int/tb/advisory_bodies/impact_measurement_taskforce/meetings/tf_17march10_bg_9_estim ating_tb_by_age_sex.pdf.

261. Fann J.I. The use of endobronchial valve device to eliminate air leak / J.I. Fann, G.J. Berry, T.A. Burdon // Respir Med. - 2006. - Vol. 100, № 8. - P. 1402-1406.

262. Фармер П.Е. Полирезистентный туберкулез: угроза человечеству / П.Е. Фармер, А.С. Кононец, С.Е. Борисов, А. Гольдфарб, Б.Н. Крисвет, Т.Хилинг, Н. Мак-ки // Гарвардская медицинская школа, Институт «Открытое общество». -1999. -С.36.

263. Farmer P. Pathologies of Power. University of California, Berkeley-Los Angeles-London. 2003. - 402 p.

264. Ferguson J.S. Closure of a Bronchopleural Fistula Using Bronchoscopic Placement of an Endobronchial Valve Designed for the Treatment of Emphysema / J.S. Ferguson, K. Sprenger, T. Van Natta // Chest. - 2006. - Vol. 129. - P. 479-481.

265. Geerligs W.A. Multidrug resistant tuberculosis: long term treatment outcome in the Netherlands. / W.A.Geerligs, R.van Altena, WMC de Lange, T.S.Sooligen, T.S.van her Werf // Int.J.Tuberc.Lung Dis. – 2000. – Vol.4. – №8. – P.758 – 764.

266. Global tuberculosis control: a short update to the 2009 report. WHO/ HTM/ TB/ 2009.426

267. Global tuberculosis control: WHO report 2010
http://whqlibdoc.who.int/publications/2010/9789241564069_eng.pdf.

268. Graff W. Uber die thorakoplastische Totaleusschaltung des Spitzenoberfeldberichs der Lunge und die Klinische Auswertung des Extrapleuralen Selektivpneumotorax und oleotorax zur Einengung des Anzeigengebietes der «primer Thorakoplastik». Dtsch. Med. Wschr.,1936a, 62, 632-636; 1936b, 617-677.

269. Guidelines for surveillance of drug resistance in tuberculosis. 4th ed. WHO/HTM/TB/2009.– 422 p.

270. Guidelines for the programmatic management of drug resistance tuberculosis. 4th ed. WHO/HTM/TB/2008. – 402 p.

271. Guidelines TB treatment 4th edition.

272. Hopkinson N.S. Effect of Bronchoscopic Lung Volume Reduction on Dynamic Hyperinflation and Exercise in Emphysema / N.S. Hopkinson, T.P. Toma, D.M. Hansell, P. Goldstraw, J. Moxham, D.M. Geddes, M.I. Polkey // Am. J. Respir. Crit. Care Med. - 2005. - Vol. 171. - P. 453-460.

273. Iseman MD, Madsen LA, Goble M, Pomerantz M. Surgical intervention in the treatment of pulmonary disease caused by drug-resistant mycobacterium tuberculosis // American Rev. Respiratory Diseases. - 1990; 141: 623-625.

274. Iseman M.D. Tuberculosis therapy: (past), present and future / M.D. Iseman // Eur. Respir. J. – 2002. – Vol. 36. – P.87–94.

275. Айзман М. Лечение туберкулеза с множественной лекарственной устойчивостью / М. Айзман, Г. Хьюитт // Туберкулез с множественной лекарственной устойчивостью.- Москва, 2003.- С.215-216.

276. Iseman M. Important variables in the management of a large cogort of MDR-TB cases // The International Journal of Tuberculosis and Lung Disease. – 2004. – Vol.8. – №11.- Suppl. 1. – S.14.

277. Kole W. Об одной улучшенной модификации верхней торакопластики при кавернозном легочном туберкулёзе. Z. Tuberk., 1955, 107, 1-3, 58-67 (Реферат. Современные проблемы туберкулеза, 1956, 4, 53).

278. Long R., et al. Drug-resistant tuberculosis. In: Long R, ed. Canadian Tuberculosis Standards, 5th Canadian Lung Association, 2000. – P.111-126.

279. Maxfield R.A. New and Emerging Minimally Invasive Techniques for Lung Volume Reduction / R.A. Maxfield // Chest. – 2004. - Vol. 125. - P. 777-783.

280. Ming-Ho Wu, Mu-Yen Lin, Yau-Lin, Tseng Wu-Wei Lai. Results of surgical treatment of 107 patients with complications of pulmonary tuberculosis / Respirology / Volume 1, Issue 4, pages 283–289, December 1996.

281. Mitchell K.M. Endobronchial Valves for Treatment of Bronchopleural Fistula / K.M. Mitchell, T.M. Boley, S.R. Hazelrigg //Ann Thorac Surg. – 2006. - Vol. 81. - P. 1129-1131.

282. Mitnick C. Community-based therapy for multidrug-resistant tuberculosis in Lima, Peru / C.Mitnick, J.Bayona, E.Palacios // N. Engl. J. Med. – 2003. – Vol. 348. - №2. – P. 119 – 128.

283. Multidrug and extensively drug-resistant TB (M/XDR-TB): 2010 global report on surveillance and response. WHO/HTM/TB/2010.

284. Nelson K.G. Pulmonary Mycobacterial Disease. The Role of Surgical Resection / K. G. Nelson, D. Griffith, R. J. Wallace // Clin. Pulm. Med. - 2004. – Vol.11. - №6. – P.355 – 362.

285. Overholt R.H. Thoracoplasty with lung mobilization // Amer. Rev. Tbc. – 1937, 35, 4. – S.411-412.

286. Paulino F. Toracoplastia Com Apicolise Total A Amarracao de Pulmao // Rev. Med. cir. do Brazil, 56:7, 1948.

287. Petrov D.B. et al. Indication for surgery and postoperative results in patients with multidrug-resistant pulmonary tuberculosis // The International Journal of Tuberculosis and Lung Disease. – 2004. – Vol.8. - №11.- Suppl. 1. – S.137.

288. Pomerantz BJ, Cleveland JC, Olson HK, Pomerantz M. Pulmonary resection for multi-drug resistant tuberculosis // J Thorac Cardiovasc Surg 2001; 121:448-453.

289. Rafinski R. Uber die Behandlungsmoglichkeit des Spontanpneumothorax von Kindern mit einer zeitweiligen Plombierung des sogenannten Drainagebronchus / R. Rafinski // Praxis Pneumologie. - 1965. - Vol. 19, № 12. - P. 736-746.

290. Raviglione MC, et al. The burden of drug-resistant tuberculosis and mechanisms for its control. Ann. New York Academy Sci. 2001; 953: 88-97.

291. Ravindra Kumar Dewan M.Ch., Himanshu Pratap MS / Surgical interventions in multidrug-resistant tuberculosis : Retrospective analysis of 74 patients treated at a tertiary level care centre / IJTCVS 2006; 22: 15–18

292. Seaworth B.J. Multidrug-resistant tuberculosis / B.J. Seaworth // Infect. Dis. Clin. North Am. – 2002. – Vol.16. – P. 73–105.

293. Semb G. Thoracoplasty with extrafascial apicolysis // Oslo, 1935.

294. Shiraishi Y, Nakajima Y, Katsuragy N, et al. Resectional surgery combined with chemotherapy remains the treatment of choice for multi-drug resistant tuberculosis// J Thorac Cardiovasc Surg 2004; 128:523-528.

295. Snell G.I. Bronchial Prostheses / G.I. Snell, L. Holsworth, B. Nurs, Z.L. Borrill, K.R. Thomson, V. Kalff, J.A. Smith, T.J. Williams // Chest. – 2003. - Vol. 124. - P. 1073-1080.

296. Snell G.I. Occlusion of a broncho-cutaneous fistula with endobronchial one-way valves / G.I. Snell, L. Holsworth, S. Fowler, L. Eriksson, A. Reed, F.J. Daniels, T.J. Williams // Ann Thorac Surg. – 2005. - Vol. 80, № 5. - P. 1930-1932.

297. Somocurcio J., Sotomayor A., Bayona J., Guerra D. Adjuvant surgical therapy for the treatment of multidrug-resistant tuberculosis in resourse-poor setting. // The International Journal of Tuberculosis and Lung Disease. – 2001. – Vol.5, №11. – P.263.

298. Somocurcio J., Sotomayor A., et al. MDR-TB surgical treatment, Lima, Peru // The International Journal of Tuberculosis and Lung Disease. – 2004. – Vol.8. - №11.- Suppl. 1. – S.136.

299. Tahaoglu K. The treatment of multidrug-resistant tuberculosis in Turkey / K. Tahaoglu, T.Torun, T.Sevim // N. Engl. J. Med. – 2001. – Vol. 345. - №3. - P.170-174.

300. TB Impact Measurement: WHO policy and recommendations for how to assess the epidemiological burden of TB and the impact of TB control. Geneva, World Health Organization, 2009

301. Торакопластика: монография / Б.В. Радионов, Ю.Ф. Савенков, И.Д. Дужий и др. – Дніпропетровськ: РВА «ДніпроВАЛ», 2007. – 179 с.

302. Treatment experience of multidrug-resistant tuberculosis in Florida, 1994 – 1997 / M. Narita, P. Alonso, M.Lauzardo, E.S.Hollender, A.E.Pitchenik, D.Ashkin // Chest. – 2001. – Vol.120 (2): P.343-348.

303. Venuta F. Bronchoscopic Lung-Volume Reduction With One-Way Valves in Patients With Heterogenous Emphysema / F. Venuta, T. De Giacomo, E.A. Rendina, A.M. Ciccone, D. Diso, A. Perrone, D. Parola, M. Anile, G. F. Coloni // Ann Thorac Surg. - 2005. - Vol. 79. - P. 411-416.

304. Wan I.Y.P. Bronchoscopic Lung Volume Reduction for End-Stage Emphysema*Report on the First 98 Patients / I.Y.P. Wan, T.P. Toma, D.M. Geddes, G. Snell, T. Williams, F. Venuta, A.P.C. Yim // Chest. – 2006. - Vol. 129. - P. 518-526.

305. Weissberg D. Late complications of collapse therapy for pulmonary tuberculosis / D.Weissberg, D.Weissberg // Chest. – 2001. - Vol.120: P. 847– 851.

306. WHO Mortality Database, www.who.int/healthinfo/morttables.

307. Yew W.W. Outcomes of patients with multidrug-resistant pulmonary tuberculosis treated with ofloxacin – levofloxacin-containing regimens / W.W.Yew, C.K.Chan, C.N.Chau // Chest. – 2000. – Vol.117. - №3. – P.744-751.

308. Yim A.P.C. Early results of endoscopic lung volume reduction for emphysema / A.P.C. Yim, T.M.T. Hwong, T.W. Lee, W.W.L. Li, S. Lam, T.K. Yeung, D.S.C. Hui, F.W.S. Ko, A.D.L. Sihoe, B. Chira, K.H. Thung, A.A. Arifi // J Thorac Cardiovasc Surg. - 2004. - Vol. 127. - P. 1564-1573.

309. Залескис Р. Роль хирургических методов в лечении туберкулеза / Р. Залескис // Проблемы туберкулеза и болезней легких.- 2001.- № 9.- С.3-5.

310. Zignol M., Hosseini M.S., Wright A. et al. Global incidence of multidrug-resistant tuberculosis // J. Infect. Dis. 2006. Vol. 194 (4). P. 479-485.

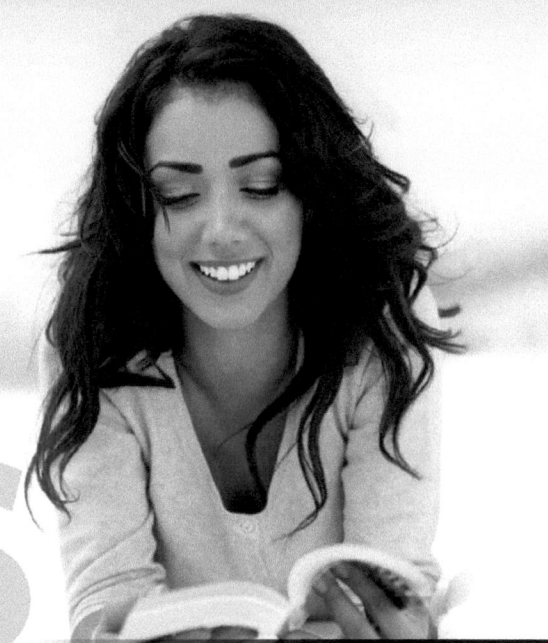

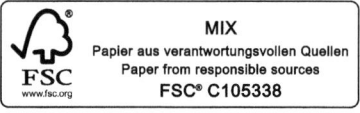

Printed by Books on Demand GmbH, Norderstedt / Germany